JN046355

健康寿命100年に向けて

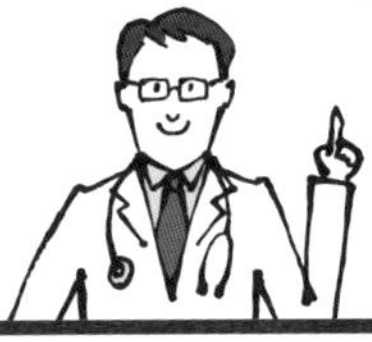

『よくわかる幹細胞治療入門』

米井嘉一
同志社大学生命医科学部
アンチエイジングリサーチセンター／
糖化ストレス研究センター 教授

太田清五郎
投資家、経営者

KKロングセラーズ

はじめに

米井嘉一

わたしの本務は、同志社大学の教員としての学生教育と抗加齢（アンチエイジング）医学の研究です。本書の内容をお話しする前に、その立場について、最初に述べたいと思います。

同志社大学には「サイエンスコミュニケーター養成副専攻[註]」があります。あふれる科学情報を整理し、高く広い視点から中立な立場で、正しい情報を国民に提供する役割を担うのが「サイエンスコミュニケーター」です。これは、新聞、テレビ・ラジオ、本・雑誌、インターネットニュースのすべてに関わる重要な役割で、わたしの執筆活動もその一環です。

２０２２年４月からは頼もしい仲間が専任教員として加わりました。元日本テレビアナウンサーの桝太一氏です。さあ何かが始まる、そんなワクワク感が、今、キャンパスにあふれています。

そうです。ワクワク感。わたしが大好きな感覚です。

あなたは何にワクワクしますか？

答えは人それぞれでしょう。

冒険、宝探し、スポーツ、旅行、グルメ探索、いろいろありますよね。

幸いわたしは、仕事で行う研究や実験にワクワクしています。どんな結果が出るのだろうか？　効果があるのか、ないのか？　予想は正しいのか、大はずれか？

時には、未知との遭遇や新たな発見があります。やっぱり、ワクワクしますね。

そして、新たな出会い。これもワクワクさせてくれます。サイエンスコミュニケーターとしての取材も新たな出会いです。これはもうワクワクどころか、ワクワクワクワク、「ワク」の4乗です。

さて、この度もまた新たな出会いがありました。共著者になっていただいた太田清五郎氏です。たくさんのお話を聞きました。お仕事以外の趣味やライフスタイルの話。どれもこれも、ワクワクさせてくれる冒険でした。

本書の中身は「再生医療」のお話です。なんだか難しそう……、と思われた方もいらっしゃるかもしれませんね。そう思われるのも当然で、再生医療の専門書や論文はあっても、一般向けの入門書のような解説書はまだほとんど出版されていません。だからこそ、挑戦してみようと思ったのです。

太田氏に話を聞くだけでなく、わたし自身が自ら実験台になっています。今の段階は、成長因子などの活性物質を含む幹細胞培養上清（詳しくはＰ86）を生成したものを点滴で受けたところです。何回か施行して、効果を実感したら、自分の脂肪幹細胞を用いた治療を受けます。

自ら体験してこそ、わかりやすく伝えることができると、信じているからです。多くの先駆者たちが自ら実験台になり、新しい発見が生まれ、そして、医学は進歩してきたのです。

今回は、そんなトゥルーストーリーを紹介します。

（註）専攻している所属学科の学問領域以外に、副専攻科目を選択することで学問領域の幅を広げ、独自の学びの方法をカスタマイズするために導入された制度。

太田清五郎

この度、米井嘉一先生の共著者という立場で本書をつくらせていただきました。

私は50代ですが、数年前までは不摂生がたたってひどい糖尿病でした。もともと食べることも飲むことも大好きなので、食事制限や禁酒をしなければならない日々は、地獄に引きずり込まれたような憂鬱さでした。

しかし、今は血糖値は正常。食事制限もしていませんし、好きなだけ食べられるようになりました。

こんなふうになれたのも、本書で紹介する「幹細胞（間葉系幹細胞）治療」のおかげです。

幹細胞治療を受けたことによって、糖尿病が改善したばかりではなく、びっくりするほど体が変化しました。筋トレもしていないのに、筋肉モリモリの若々しい肉体になりました。また、肌はつやつや、髪の毛もふさふさしてきました。いくら忙しい日が続いても疲れを感じることもありません。

驚くことに、頭も最高に冴えています。オセロをすれば、人間相手はもちろん、ＡＩと対戦してもほとんど負けることがありません。ビジネス面でも、いいアイデアが次々と浮かび、実際にどんどん展開させていっています。

私にとっては、まさに「地獄から天国」です。

幹細胞とはいったい何物なのかは、本文を読んで理解していただきたいと思いますが、老いた肉体を若返らせ、病んだ体を元気にする、夢の細胞だと、私は実感しています。

悩みを抱えている方にこの幹細胞治療を広めたくて、２０１６年に専門のクリニックを開業しました。これまでに、難病の方、若返りたいと願う方々がたくさんお越しになっていますす。そしてみなさん、私と同じように「人生が変わった」と、とても喜んでくださっています。

いつまでも若々しく健康でいたいというのは、万人の願いではないでしょうか。人間である限り不老不死にはなれませんが、限りなく近づくことは不可能ではないと、私は感じています。その鍵を握っているのが幹細胞です。

高齢や病気で「あとは死ぬのを待つだけ」などと寂しい思いをしている方、生まれ変わったような若々しくて健康的な人生が待っています。

いつまでも美しくありたい方、あなたの願いが叶うかもしれません。

ぜひとも、この本が、多くの方の希望となることを願っています。

目次

Chapter 2

幹細胞のはなし 27

Chapter 3

「病気」における幹細胞治療の可能性

Chapter 4

「老い」とアンチエイジング

Chapter 1

人生を変えた幹細胞の力

幹細胞治療でバラ色の人生が始まった

本書の主役は「幹細胞治療」です。

幹細胞治療と言っても、聞いたことのない方も多いだろうと思います。後ほど詳しくお話ししますが、幹細胞というのは細胞の「幹」に当たるものです。植物は、幹があってそこから枝が伸びて葉が繁ります。細胞は葉のようなものです。幹細胞という幹があって、そこから細胞がつくられます。幹細胞治療を受けると、幹細胞が増えて元気になりますから、細胞をつくる力がどんどん強力になる。こうした治療法なのです。

わたしが顧問医師を務めるナチュラルハーモニークリニック表参道は、経営者である太田清五郎氏が幹細胞治療を体験し、その効果を実感したことで設立されたという経緯があります。

本書も太田氏がご自身の実体験から、もっと多くの人にこの素晴らしい治療を広めたいという願いが発端の一部となっています。

幹細胞が何たるか、どのような症状や病気の治療に活かせるのか、ということは、後でじっくりお伝えすることにして、まずは本章で幹細胞治療の体験者である太田氏のケースについて見てみたいと思います。

太田氏は数年前までは幹細胞治療を知らなかったと言います。

そもそも、医療とは関係のないビジネスの世界で、長年過ごして来られた方でした。生き馬の目を抜くようなビジネスの世界では、世の中の流れを敏感にキャッチすることが生命線になるそうです。そんな中で、医療という分野が視野に入り、中でも幹細胞治療こそこれからの医療の主流になると、いわゆるビジネス人間独特の勘が働いたと言うのです。

同時に、太田氏が「はじめに」でも触れていたように、ご自身が重度の糖尿病で苦しみ、もう先は長くないと50歳にして人生の終焉を考えていたのです。ところが、自分のビジネス勘を試すつもりもあって幹細胞治療を受けたところ、真っ暗だった闇に強烈な光が差し込む、バラ色の人生が始まりました。

これを自分だけが享受しているのはもったいない、多くの人に伝えないといけないと感じたそうです。

自堕落な生活で体重が110キロオーバーに

糖尿病がひどくなった50代の太田氏は、もう長生きはできないと思い込んでいました。普通なら食事制限や運動など、日々の生活を見直すところですが、太田氏の場合はその真逆。「どうせ先が短いなら、とことん好き勝手してやれ！」と開き直り、とにかく好きなものをたらふく食べて死んでいこうと、とても自堕落な生活を送っていたので、とうとう体重が110キロオーバーという、目も当てられない状態でした。

重度の糖尿病にもかかわらず食事制限もしないなら、「やがてはさまざまな合併症が出て、つらい日々を送ることになりますよ」と主治医からは警告されたそうです。医師としては当然のアドバイスで、摂生ができずに合併症に苦しんでいる人はたくさんいます。

ところが、そういった事実を知っていても、太田氏には肝心の「治そう！」という気力が湧いてきません。もう、どうでもいいや、となかば自暴自棄になっていたのです。

そんな中、ダメで元々という気持ちで最終手段として受けたのが幹細胞治療でした。

まずは体重が減ってきた

培養した幹細胞を体に戻すこの治療は、症状や回復具合により何度も繰り返し行います。まさかの結果に、太田氏は何より驚いたようです。治療を受けるたびにどんどん体調が良くなっていったのですから。

新しい細胞が次々にできるので、若かったころの体に戻っていきます。病気の人は健康体に戻る可能性があります。

彼の場合、治療開始から8カ月で、合計4回点滴治療を受けました。まずは、体重が減り始めたと言います。食生活は相変わらず主治医もあきれるほどの劣等生でした。にもかかわらず、1年半の間に110キロあった体重が100キロになり、最終的には76キロにまでなりました。

体重が減り始めたあたりから、「これはいける!」という手応えを感じたと言います。体重が減少した以上に、体が驚くほど軽く感じられたのです。

なかば自暴自棄になっていたのが嘘のように、働く意欲も出てきました。ダイエットや軽い運動にも積極的に取り組むようになりました。ご自身の体の変化がうれしくてたまらなかったのです。

「あんな気持ちになったのは、生まれて初めてかもしれない」と、治療当時のことを振り返っておっしゃっていました。

ぶくぶくしていた体が筋骨隆々に

知らないうちに贅肉は落ち、筋肉がついて体が引き締まっていきました。ほとんど運動をしていないにもかかわらず、です。自分でも驚くほどに、とにかく日に日に若返っていったそうです。

それからというもの、打って変わって若返っていく自分の姿を鏡で見るのが、楽しみで仕方なくなりました。彼だけではなく、男たるもの、ぶよぶよの体よりも、筋骨隆々の体にあこがれる人は少なくありません。

「そうなるには日々の鍛錬が必要で、ストイックとは程遠い私にはとてもできることではありません。それゆえに110キロのぶくぶくした体でずっと生きていかざるを得なかったのです。

ぶよぶよの男が急に筋肉質になったときの喜びがどんなものか、ちょっと想像してみてください。

ダメ元で始めた幹細胞治療により、期待をはるかに超えた変化が起こったのです。宝くじが当たって億万長者になったような気分でした。

まさしく天から贈り物でももらったようです」

そう、おっしゃっていました。

目に見える体の変化と同時に、糖尿病の数値も日増しに改善していきました。

さらに、他にも予期しない変化がありました。糖尿病で低下していた男性機能が復活したのです。セックスレスの悩みが解消し、男としての自信が蘇ったことで、ほとばしる生気を感じるようにもなった、とも話してくれました。

中学生のときの体力に戻った

幹細胞治療を始めてから1年半の間に、話し尽くせないほどの変化があり、「50代の中年男が、生きる力がみなぎった中学生のころの肉体に戻ったような感覚だった」と言います。

変化したのは体に止まらず、頭の回転もすこぶる速くなったそうです。

「自慢ではありませんが、小学生のころから成績はいい方だったと思います。中学は開成中学に進学しました。しかし、そのときから40年以上たって、今では経験も積んでいますから、応用力が格段に上がっています。おかげで、面白いように、すばらしいアイデアが次々とわいてくるのです。

よく『今の経験値をもったまま過去にタイムスリップしたい』と言う人がいますが、まさにそれを実体験しているような感じです」。

知識、話術、判断力、人を見る目、リーダーシップなど、30年ほどの社会経験をもったまま中学生に戻ったらどうなるでしょうか。中学生のころにあふれ返るようにもっていた好奇心や未来への希望、ちょっとしたことに対しても感動できる豊かな感性や柔軟な発想力が、現実社会の中で面白いように活かされるのです。

治療のおかげで、今では糖尿病でどよーんとした日々を送っていた5年前がうそのような、希望に満ちた楽しい毎日を送っていると、嬉しそうに話してくれました。

幹細胞が常に新しい細胞を活性化してくれる

幹細胞治療は、簡単に言えば、新しい細胞を活性化する能力を高めるための治療です。このあと詳しくお話ししますが、病気も老化も細胞が古くなり、衰えることで起こります。子どものころなら、ちょっと細胞が古くなっても、幹細胞の働きのおかげで新しい細胞に入れ替わり、常に体中にみずみずしい細胞があふれていました。

ところが、成人すると、その機能が徐々に低下していきます。40代、50代、60代と中高年になると、もういけません。細胞の入れ替わりの速度が遅くなり、みずみずしい細胞が少なくなってしまいます。古い細胞は一生懸命に自らの役割を果たそうとして、すでにクタクタです。

これでは細胞はその役割を十分に果たせず、顔がくすんできたり、シワができたり、体がたるんできたり、あるいは内臓機能の低下などが起こり、体調が悪くなるのです。

太田氏もそんな状態で悲観的な毎日を送っていたわけです。

すべての細胞を活性化できる幹細胞

2012年に京都大学の山中伸弥教授がノーベル生理学・医学賞を受賞しました。iPS細胞（人工多能性幹細胞）の開発が認められてのことでした。

iPS細胞を使った治療も、幹細胞を使った再生医療の一つです。iPS細胞は体のどんな組織や臓器にも成長できる可能性をもった万能な細胞で、これが実用化されれば医療はがらりと変わることでしょう。

しかし、この治療は細胞ががん化する危険性があるなど、まだ解決できていない問題点もあって、ゆっくりと前進している状態ですが、大いに期待のできる治療法です。

本書で紹介する「（間葉系）幹細胞治療」（詳しくはP32）も、もちろん幹細胞を使った再生医療の一つです。幹細胞は、すべての細胞になることができます。幹細胞を自分自身の体から取り出し、元気にして数を増やしてから体に戻すわけですから、拒絶反応や副作用がほとんどないのがいいところです。

すでにいくつもの医療施設で病気治療として行われていますし、美容分野では「アンチエイジング」治療として、すでに実用化されています。

また、再生医療はこれまで有効な治療法がなかった症状にも明らかな効果が期待できる一方で、新しい医療であることから、2014年に厚生労働省が「再生医療等の安全性の確保等に関する法律」を施行し、安全性の確保に関する手続きや細胞培養加工の外部委託のルールなどが定められました。

このように法の整備が進んだことからも、安全で効果の高い治療法として、これからますます注目されるのではないでしょうか。

これからの医療の柱は再生医療だ!

再生医療という言葉は、お聞きになったことがあると思います。細胞や組織を補充することで、病気やケガなどで失われた組織・臓器の再生や、機能回復を目指す医療のことです。

たとえば、交通事故や病気で手足を損傷したり、臓器にダメージを受けた人がすぐに自分の細胞から人工的に再生された臓器や器官を利用して、元の体に戻ったらどんなにすばらしいでしょう。

再生医療が発展すると、それが可能になるのです。

世界中の医学研究者が失われた組織や臓器を再生するにはどうしたらいいか、研究に没頭しています。この治療法が確立したら、さまざまな病気や事故で苦しんでいる人たちが救われます。

皆さんは、心臓病で移植を待っている子どもたちのニュースを耳にしたことはあり

COLUMN

ませんか？　現状では、心臓を提供するドナーになる人が見つからず、なかなか治療を受けられないことが多いのです。現に2021年3月時点において、およそ1000人の方が心臓移植のドナーを待っている状況です（公益社団法人日本臓器移植ネットワーク）。もし運良く移植手術を受けられたとしても、拒絶反応や免疫抑制剤による重篤な副作用のリスクがあります。

でも、再生医療が当たり前のように受けられるようになれば、人から臓器を提供してもらわなくても、悪くなった臓器を新品に換えることができます。夢のような治療法の実用化が間近に迫っているのです。

Chapter 2

幹細胞のはなし

人はいつから衰える？

一言で、老化や衰えといっても、実はわたしたちの生体機能はすべて同じように衰えるわけではありません。たとえば、神経の機能は高齢になってもそれほど低下しません。80歳になっても30歳のころの8割くらいの働きを維持しています。

ところが骨格筋力や肺活量、腎臓の血流量は急速に低下します。筋力は60歳以上になると20代のころの4割から8割に、肺活量や腎臓の血流量はかなり落ちます。

年を取ると、頭ではわかっていても思ったように動けないためにけがをすることがあります。運動会でお父さんたちの競技があると、前へつんのめって転倒する人が続出するのは、体は年を取っているのに、「自分はこのぐらい走れるはず」という若いころの感覚のまま走ろうとするからです。

わたしたちの体は、いくら神経機能が高くても、筋力が低下していれば筋力のレベルでしか動けません。ですから、神経機能に合わせようとすると、運動会で張り切りすぎたお父さんのように転倒してしまうのです。

もし肺活量がより衰えていれば、その影響で体全体が動かなくなってしまいます。つまり、若さを保つには、すべての機能の低下を抑えることが必要になってくるということです。

人間の究極の欲望と再生医療

生き物である以上、ある年齢を超えると衰えるのは自然の摂理だと頭では分かっていても、「年を取りたくない」「健康でいたい」「死にたくない」というのは、人間の究極の欲望ではないでしょうか。そこを目指して医学はどんどん発展してきました。

そこで、もし車の部品を交換するように、古くなった人間の組織や臓器も新品に取り換えることができたらいいのではないかと考えたのです。心臓の調子が悪くなれば新しい心臓と取り換える。肝臓も腎臓も目も、スペアが用意されていれば病気を怖がることはないし、寿命は延びます。皮膚を新品にすればピチピチの肌に戻ることができて、いつまでも若いままでいられる、そう短絡的に考えたわけです。

そして、ついに1950年代から臓器移植が始まりました。しかし、他人の臓器からの移

幹細胞研究と再生医療の歴史

1960年代前半
カナダの放射線学者であるティルとマカロックらの研究により幹細胞の概念が確立される。

1960年代後半
米ワシントン大学のトーマスらが白血病患者に骨髄移植の治験を開始。
1970年代にその手法を確立。

1970年代
骨髄の中に間葉系幹細胞(P32で詳しく説明)の存在を確認。

1975年
ガードン教授はカエルの皮膚細胞から採取した核を2段階にわたって卵子に移植。
世界で初めて、大人の細胞核から「クローン動物」を生み出すことに成功。

1998年
米ウィスコンシン大学のトムソンらが不妊治療(体外受精)で余った受精卵を用いてES細胞を樹立。

再生医療の現実化に期待が高まる

2001年
脂肪組織中から間葉系幹細胞を発見。

再生医学研究が臨床応用に向けて注目を集める

2007年
京都大学の山中教授らが患者自身の体細胞に簡便な遺伝子操作を行うことで人工的にES細胞同様の働きをするiPS細胞を開発。

2014年
世界で初めてiPS細胞からつくった網膜色素上皮細胞の移植手術を実施。

2015年
厚労省より公布された「再生医療等の安全性の確保等に関する法律」に基づき、吉村浩太郎教授ら(＊1)の研究による培養脂肪幹細胞を用いた乳房再建の臨床研究が民間のクリニックで開始。現在では治療法として確立している。
なお、再生医療の研究開発には他に株式会社カネカや味の素株式会社、キリンホールディングス株式会社といった企業が関わっている(＊2)。

※1 幹細胞を用いた再生医療の臨床経験が日本でもっとも豊富な医師である吉村浩太郎教授(自治医科大学形成外科学)のほか、康生会 武田病院で幹細胞療法に従事する山岸久一名誉教授(京都府立医科大学元学長・外科医)、「琉球大学病院みらいバンク」を設立し、診療と研究に従事する清水雄介教授(琉球大学)、創薬への新しい手がかりとして幹細胞の可能性に着目し研究する秋山徹特任教授(東京大学 IQB定量生命科学研究所)らによって研究が進められた。

※2 特にアミノ酸の研究開発技術に秀でた味の素株式会社が提供する細胞培養液は、幹細胞培養に必須であり、再生医療の発展に大きく貢献している。

植だと免疫による拒絶反応が起こり、うまくいかないことも少なくありません。脳死判定などの倫理上の問題もあります。そこで登場したのが再生医療です。特殊な細胞を使って組織や臓器を再生し、それを移植するという方法です。

3種類の再生医療

これまでにもお話しした通り、再生医療に使う特殊な細胞というのが「幹細胞」です。中でも再生医療にかかわるのは3種類の幹細胞です。最初に登場したのがＥＳ細胞。これは受精卵からつくる幹細胞です。すべての細胞になる能力がありますが、本来赤ちゃんになる細胞ですから、それを使うことには倫理上の問題があるとされています。

有名なのがｉＰＳ細胞。皮膚などの細胞に特定の遺伝子を組み入れることで、ＥＳ細胞と同じようなすべての細胞になる能力をもたせた幹細胞です。

ｉＰＳ細胞の登場で再生医療の臨床応用が一気に進み、２０１４年には網膜色素上皮細胞の移植手術が成功しました。ただし、意図しない細胞、たとえばがん細胞に分化するリスクがあるとされ、この課題はまだ解消されていません。

3番目が本書の主役である、自分自身の骨髄や脂肪から採取した幹細胞を使った「成体幹細胞」です。成体幹細胞にはいくつか種類がありますが、代表的なものとして、「間葉系幹細胞」があります。1970年代に骨髄の中にあることがわかってからは、脊椎損傷や肝機能障害などの治療への実用化や臨床研究が行われてきました。

さらに、2001年には骨髄

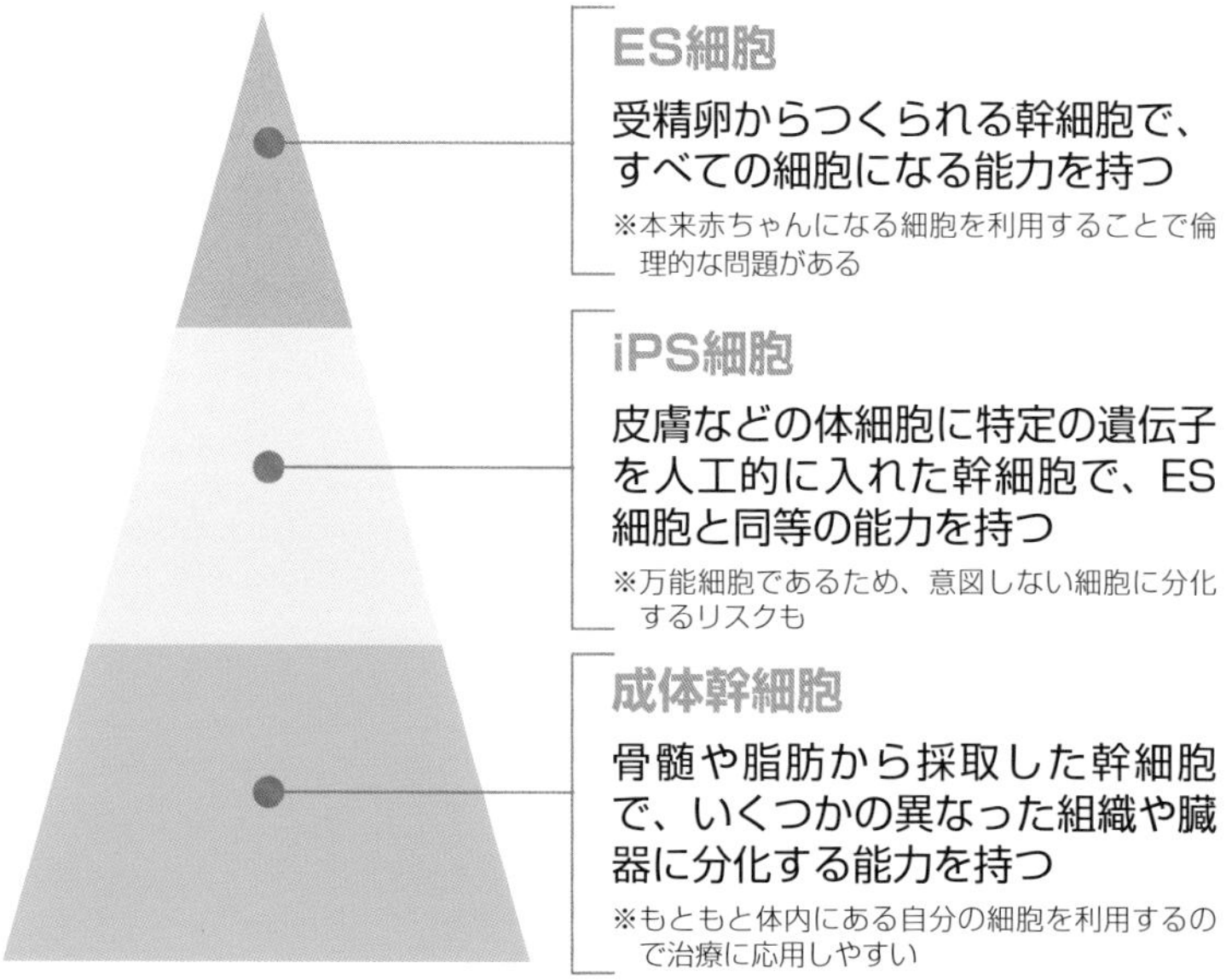
ES細胞
受精卵からつくられる幹細胞で、すべての細胞になる能力を持つ
※本来赤ちゃんになる細胞を利用することで倫理的な問題がある
iPS細胞
皮膚などの体細胞に特定の遺伝子を人工的に入れた幹細胞で、ES細胞と同等の能力を持つ
※万能細胞であるため、意図しない細胞に分化するリスクも
成体幹細胞
骨髄や脂肪から採取した幹細胞で、いくつかの異なった組織や臓器に分化する能力を持つ
※もともと体内にある自分の細胞を利用するので治療に応用しやすい

由来の幹細胞と同じような能力を持った幹細胞が脂肪からも発見されました。脂肪からは大量の幹細胞が確保できるため、注目を集めるようになったのです。

もともと自分の体内にある細胞ですから、拒絶反応も出ず、治療に応用しやすいという利点もあり、間葉系幹細胞は老化予防、病気治療の切り札になる可能性を秘めています。

再生医療、それぞれの特徴

再生医療に使うＥＳ細胞、ｉＰＳ細胞、間葉系幹細胞にはそれぞれ特徴があります。ＥＳ細胞は受精卵に核を移植してつくります。ｉＰＳ細胞は体細胞に遺伝子を導入します。両者ともに人工的につくったものです。

それに対して間葉系幹細胞は自分の体の中に存在する幹細胞を使います。

ＥＳ細胞やｉＰＳ細胞は拒絶反応や細胞ががん化する危険性がありますが、間葉系幹細胞は自分の細胞を使うので安全です。

それぞれの成り立ちや特徴を次ページに図でまとめましたので、参考にしてください。

再生医療に使われる3つの幹細胞の特徴

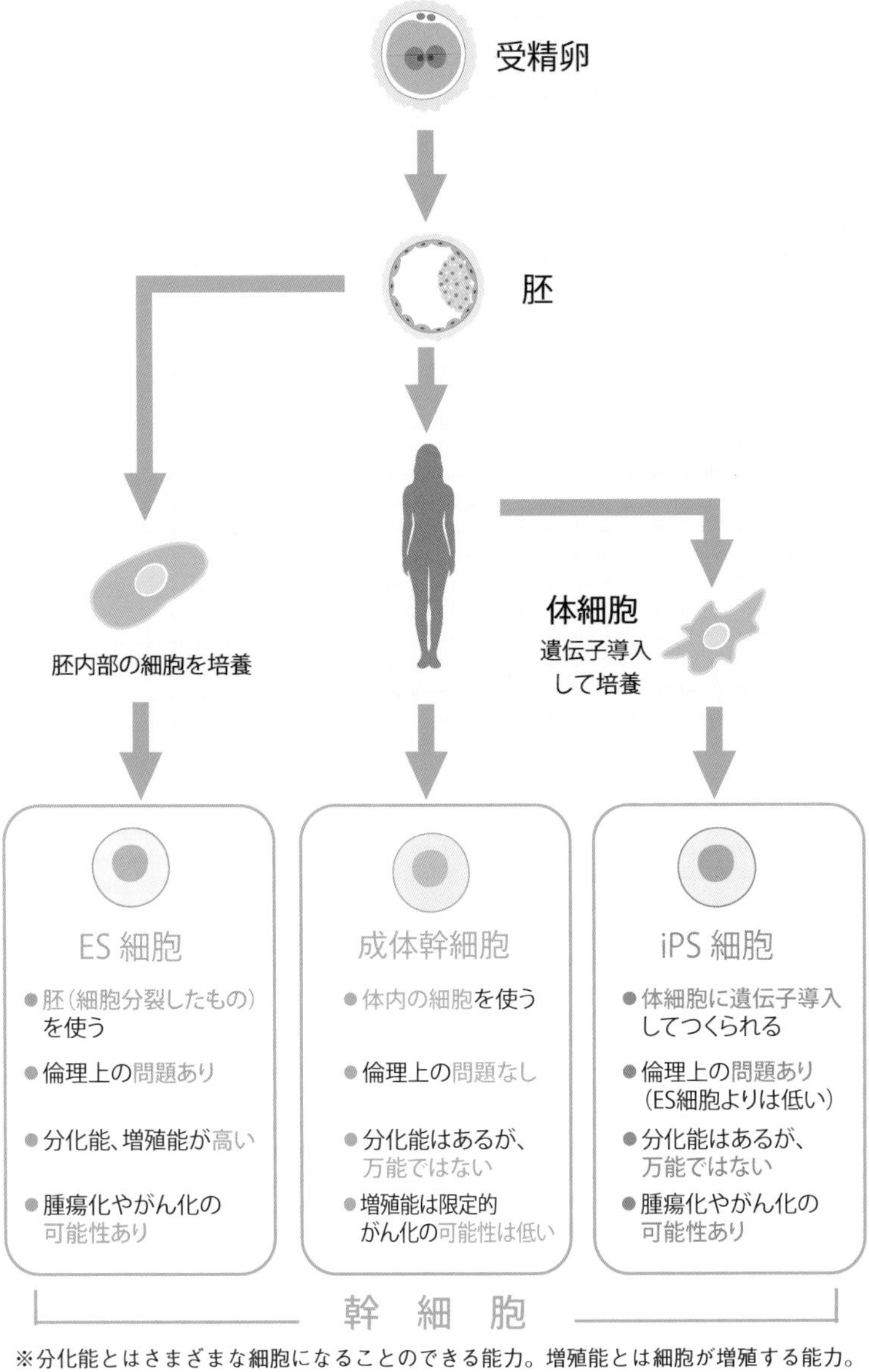
受精卵
胚
胚内部の細胞を培養
体細胞
遺伝子導入
して培養
ES 細胞
●胚（細胞分裂したもの）を使う
●倫理上の問題あり
●分化能、増殖能が高い
●腫瘍化やがん化の可能性あり
成体幹細胞
●体内の細胞を使う
●倫理上の問題なし
●分化能はあるが、万能ではない
●増殖能は限定的
がん化の可能性は低い
iPS 細胞
●体細胞に遺伝子導入してつくられる
●倫理上の問題あり（ES細胞よりは低い）
●分化能はあるが、万能ではない
●腫瘍化やがん化の可能性あり
幹　細　胞

※分化能とはさまざまな細胞になることのできる能力。増殖能とは細胞が増殖する能力。

人間の体は細胞でできている

わたしたちの体は、神経細胞や心筋細胞、脂肪細胞や血管内細胞など、なんと200種類を超える細胞で構成されていて、それぞれがものすごく緻密な働きをすることで生命を維持しています。

ご承知の通り、まず精子と卵子が結合して受精卵になることが肉体の始まりです。たった1個の受精卵が、2個になり4個になり……と分裂します。

お母さんのお腹の中で3兆個くらいまで細胞分裂して、赤ちゃんとして生まれてくるときには、すでに人間の形をしているのです。当たり前のように思われているかもしれませんが、実はこれってすごいことだと思いませんか。

たった1個の細胞から200種類、数にして60兆個、あるいは37兆個など、いくつか説はありますが、とんでもない数の細胞が集まって人間の体を完成させています。

細胞はただ分裂して塊をつくるわけではありません。

頭をつくったり、手足をつくったり、内臓や血液、血管、神経、筋肉と、生きるために必要なものを次々とつくって、必要なところに必要なものがあるように仕上げていくのです。

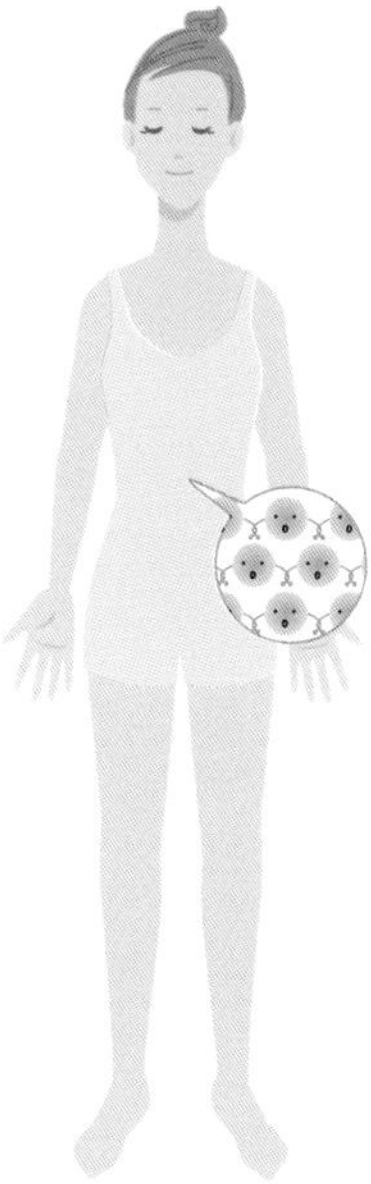

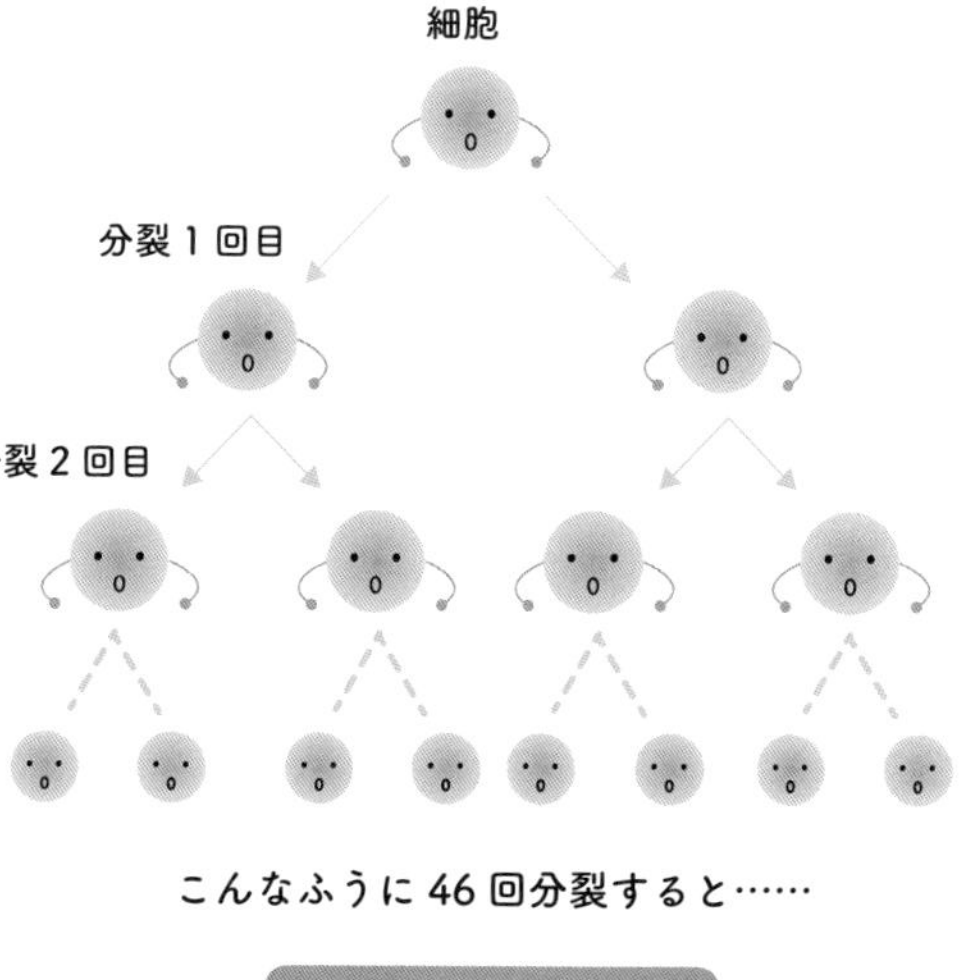

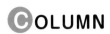

COLUMN

一つの細胞からどうやって人の体はつくられる?

たった一個の受精卵からどうして精密な人体ができるのか? 不思議だと思いませんか。

その秘密はDNAにあります。DNAは人体の設計図で、一つひとつの細胞の中にある核という場所に収まっています。細胞は、DNAの指示に従って必要なタンパク質を製造し、体をつくり上げていくのです。

DNAと同じようなニュアンスで、「遺伝子」という言葉を耳にしたことがあると思いますが、実はこの2つは同じではないということをご存知でしょうか。らせん状のひもが絡んだ絵で表されているのがDNA。遺伝子はその一部で、親から子に伝わる遺伝情報をもった部分を言います。

こんなことを言い出すと、まわりからは理屈っぽいと嫌われてしまうかもしれませんのでご注意を。自慢気に人に言わないで、頭の片隅にでも入れておいてください。

ここでもうひとつマメ知識です。ＤＮＡを細胞から取り出してまっすぐに伸ばすと、いったいどれくらいの長さになるでしょうか。

なんと、２メートルもあるとのこと。よほど背の高い人以外は自分の身長よりも長いのですから、ちょっと驚きますよね。

人間の細胞の平均的な大きさは直径20マイクロメートルほど。分かりやすく言うと、0・02ミリメートルです。

そんなちっぽけな細胞に2メートルもの、ひも状のＤＮＡが入っているなんて、なかなか想像できません。こうした、びっくり仰天がわたしたちの体の中にはたくさんあるのです。

細胞の分裂は、わたしたちの日常生活でたとえるならば、書類をコピーするようなものです。コピー機に書類をセットしてコピーボタンを押せば、まったく同じ書類をつくることができるように、細胞もある時期になるとコピー機能が働いて、ＤＮＡを

COLUMN

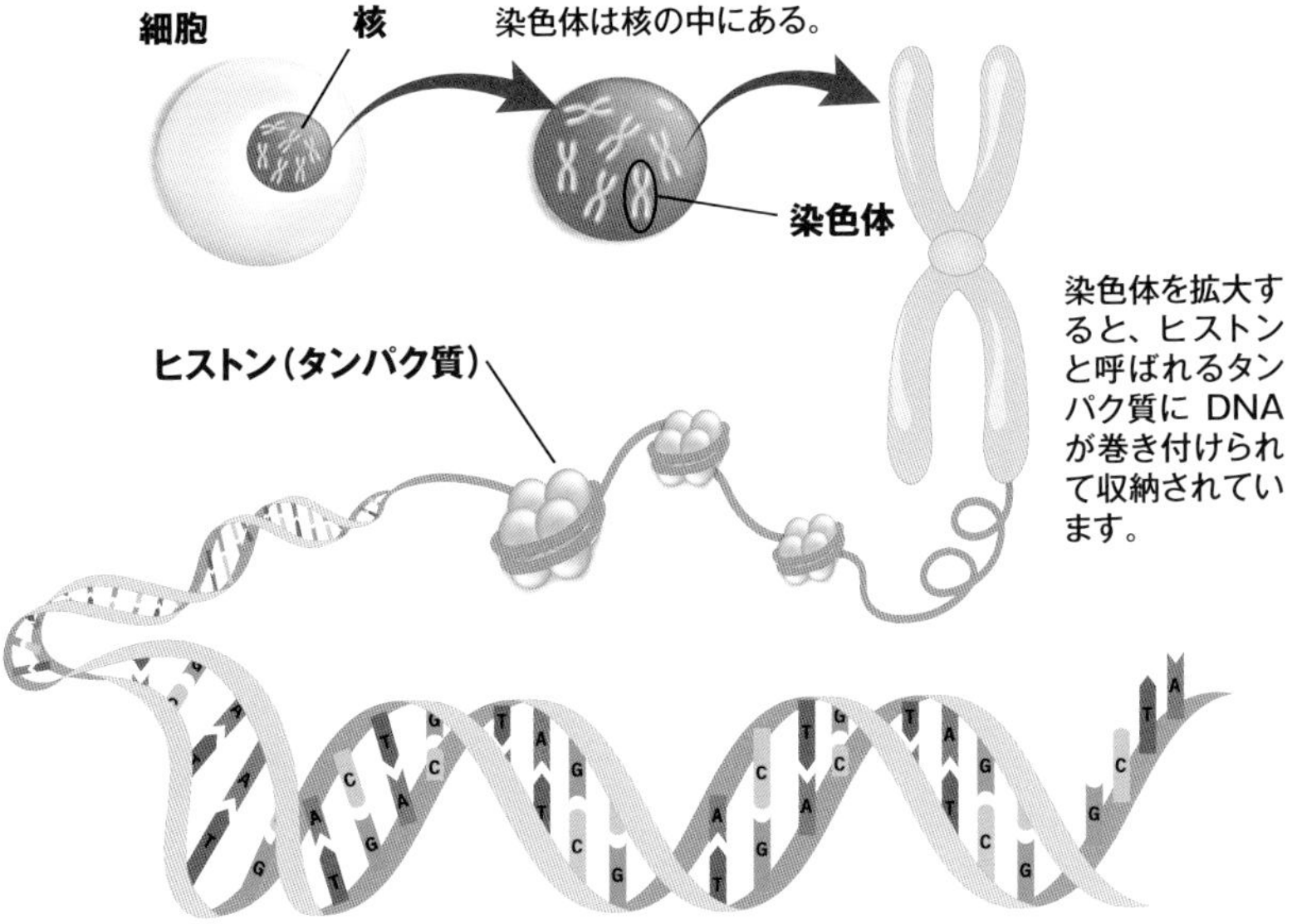
細胞
核
染色体は核の中にある。
染色体
染色体を拡大すると、ヒストンと呼ばれるタンパク質に DNA が巻き付けられて収納されています。
ヒストン（タンパク質）
DNA=デオキシリボ核酸

格納している核が2つになります。そして、核を包むようにして細胞が2つに分裂するのです。

ところが、元の書類を斜めにセットしたり、インクが不足していたりすると、原本とは違うミスコピーが起こるように、同じようなミスコピーがＤＮＡでも起きることがあるのです。

たとえば、細胞分裂をストップさせる機能が働かなくなれば、その細胞は無限に増殖を続けるがん細胞になってしまいます。

DNAがミスコピーを起こす原因としては、食品添加物や塩分の取りすぎ、バランスの悪い食事、過剰なストレス、タバコ、化学物質や放射線被ばくだったりするわけです。

「でもね」と疑問に思いませんか。1個の細胞がコピーされてどんどん増えるならば、人間の体は1種類の細胞だけでつくられていることになります。ところが現実には、200種類以上の細胞があって、血液になったり、骨になったり、筋肉になったりしています。もちろん、これにはわけがあります。

DNAには数えきれないほどの情報が書き込まれています。それぞれの情報には一つひとつにスイッチがあって、オンになったりオフになったりするのです。オンなら

COLUMN

その情報は作動する。オフならお休み、というように。

このオン・オフによって、その細胞が何になるかが決まります。たとえば、情報AとBがオンになっていれば血液の細胞になり、CとDがオンになっていれば骨の細胞になるという具合です。もともとは同じ細胞だったものが、どの情報がオンになっているかで違う種類の細胞になり、最終的には200種類以上の細胞に分かれて、体の各部位をつくっているというわけです。

こんなふうに、わたしたちの知らないところで、細胞は日々とんでもない作業をやっているのです。

想像するだけで、なんだかワクワクしませんか。

不足した細胞を補う幹細胞

わたしたちの体をつくってくれている細胞には寿命があります。もっとも寿命が短いのは胃や腸内の表面を覆っている細胞で約24時間です。赤血球は約3～4カ月。皮膚の細胞は約1カ月で入れ替わります。このように細胞の寿命は1日から数カ月と、種類によって違いがありますが、細胞は死んでは生まれるということを繰り返しています。

細胞が死ねば、新しい細胞を補給しないといけません。この役割をするのが「幹細胞」です。

人体はたった1個の受精卵から始まり、受精卵が分裂して細胞の数が増え、細胞に役割が与えられて、ある細胞は血液になり、別の細胞は骨になりますが、これを「分化」と呼びます。たとえば、骨髄の中には造血幹細胞があって、白血球や赤血球、血小板など血液細胞に分化します。肝臓にかかわる細胞になる肝幹細胞、膵臓関係の細胞になる膵幹細胞、皮膚の細胞になる皮膚幹細胞などがあります。

幹細胞は未分化（分化する前の段階）の細胞で、必要とされる細胞を必要な量だけ供給する役割を担っています。

たとえば、出血があって赤血球が不足すれば、赤血球に分化する細胞をどんどん補給するのです。骨折すれば、骨をくっつけるための細胞を幹細胞が送り出します。すべての細胞のもと、それが幹細胞なのです。

このような別の種類の細胞に分化する能力とともに、分裂して自分と同じ幹細胞をつくるという能力（自己複製能力）も幹細胞は持っています。そして、際限なく増殖できる細胞でもあります。

幹細胞というのは面白い細胞です。分裂を繰り返すたびに自分と同じ形と能力をもった細胞をつくり、必要に応じて体のさまざまな組織細胞に変化することができます。

常にある一定量の幹細胞を確保しつつ、老化したり死んでしまった細胞があればその細胞になって不足を補ってくれるのです。

ところが、年を取るに従って幹細胞の量は減少し、能力も低下してしまって、不足している細胞を補えなくなってしまいます。

幹細胞の2つの特性

幹細胞の特性①
同じ幹細胞が増殖する
自己複製能力

幹細胞は分裂をくり返すことにより、
自分と同じような形と能力を持つ
別の細胞をつくり出すことができます。

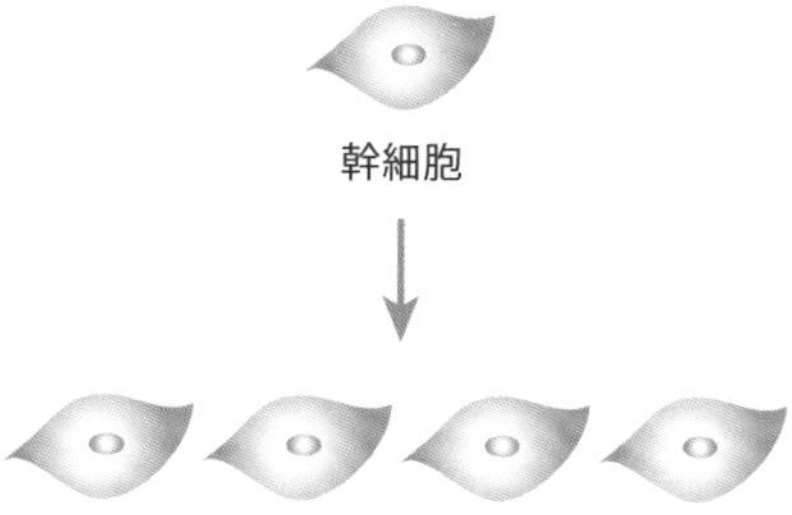

幹細胞の特性②
他の組織細胞に変化する
分化能力

幹細胞は、必要に応じて、
身体のさまざまな
組織細胞に変化することができます。

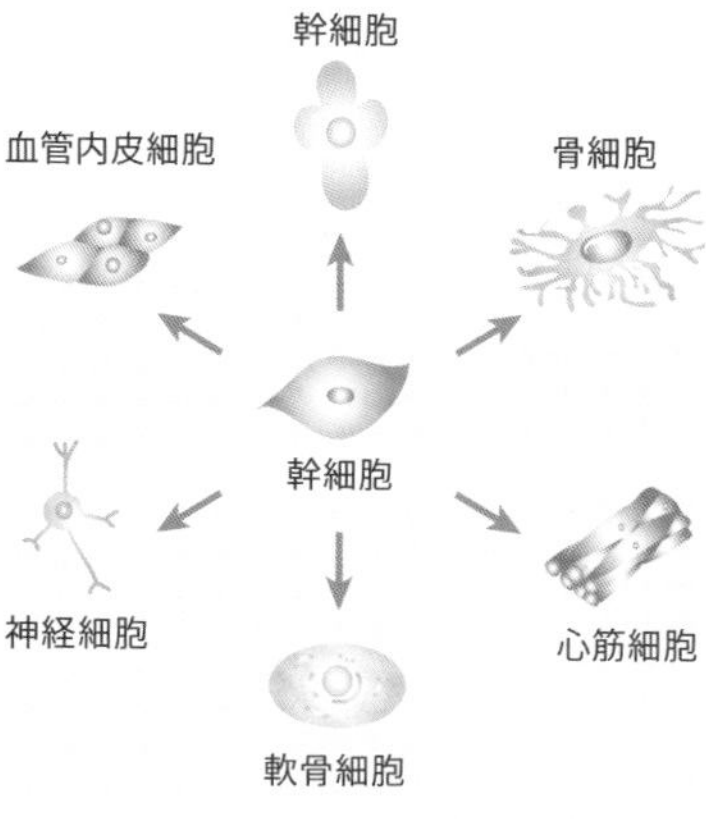

すごい幹細胞が皮下脂肪にあった

本書で紹介している脂肪由来の幹細胞は間葉系幹細胞（ＭＳＣ：脂肪組織のほか、骨髄、臍帯血、歯髄などにある）と呼ばれ、脂肪だけではなく、骨、軟骨、神経、筋肉、心筋、血管、肝細胞、膵島細胞（膵臓の中にあるインスリンをつくる細胞の塊）など、さまざまな細胞に分化することが明らかになっています。ｉＰＳ細胞に匹敵するすごい幹細胞が皮下脂肪という、だれにでも身近なところから見つかったのです。これは大発見だと思います。

加えて、たくさんある場所が脂肪の中というのも、わたしにはとても興味深いところです。世間ではたいてい「体脂肪率が低いほどかっこいい！」というように思われていて、脂肪は本来嫌われ者です。

でも、実は脂肪にはわたしたちの健康と若さを維持する大切な宝物が埋まっていたとは想像できませんよね。

お話を伺った太田氏も、その事実を知って驚いたと言っていました。

「１１０キロも体重があって、ぷよぷよの脂肪を蓄えていた私は、皮肉にも宝物をたくさん

脂肪由来の間葉系幹細胞の長所（骨髄由来の間葉系細胞との比較）

脂肪由来の間葉系幹細胞は、骨髄由来の間葉系幹細胞より優れた点がいくつかあります。

❶ 含有量が多い

骨髄由来の間葉系幹細胞は骨髄にある細胞のうち、約0.01％しかありませんが、脂肪由来の間葉系幹細胞の数は骨髄中に含まれる間葉系幹細胞の500倍もの量が含まれています。

骨髄由来の間葉系幹細胞は採取できる量が限られているのに対し、脂肪由来の間葉系幹細胞は全身の脂肪組織から大量に採取できます。

❷ 産生する各種因子の量が多い

脂肪由来の間葉系幹細胞の数は骨髄由来のものと比べて臓器修復に寄与するHGF（肝細胞増殖因子）やVEGF（血管内皮細胞成長因子）といった成長因子（再生促進因子）の産生が多いのです。

❸ 免疫抑制機能が強い

脂肪由来の間葉系幹細胞は骨髄由来のものと比べて免疫抑制機能が高いと言う特徴もあります。動物実験で脂肪由来の間葉系幹細胞は、腎炎を劇的に改善させることが分かっています。

❹ 高齢者のものでも増殖させることができる

間葉系幹細胞は、加齢とともにその数も減少していきます。加齢による影響はそれだけではなく、骨髄由来のMSCは加齢とともに増殖のスピードが遅くなるという報告もあります。それに対して脂肪由来の間葉系幹細胞は高齢者の脂肪組織から得たものであっても、問題なく増殖することができます。

❺ 採取するにあたって、体への負担が少ない

骨髄由来の間葉系幹細胞を採取するためには全身麻酔を用いるなどするため、採取するにあたって、その患者さんへの体の負担が大きくなってしまいます。対して、脂肪由来の間葉系幹細胞では、脂肪組織が体の表面に近いため、採取にあたって患者さんへの負担は少なくて済みます。

※名古屋大学大学院医学系研究科 病態内科学 腎臓内科のホームページより

もっていたということなのですね」と。

幹細胞治療はどんなふうにするの？

太田氏が受けたのは間葉系幹細胞による治療で、培養した脂肪由来の幹細胞を点滴で入れるもっともポピュラーな方法です。幹細胞治療では1回の点滴で８０００万個から2億個の幹細胞を投与します。すべて新しい幹細胞ですから、体内に入って不足している細胞をどんどん補ってくれます。

やり方は簡単です。次のような手順で行います。

①まずはカウンセリング。既往歴や服薬状況をチェックし、症状や悩みを主治医がしっかりと把握したうえで治療が始まります。

②採血してウイルスや細菌に感染していないか確認します。

③腹部を数ミリ切開して少量の脂肪細胞を採取します。局所麻酔をするので、痛みはほとんどありません。

脂肪採取にあたっては、通常の手術を行う場合と同じ安全性を確保し、経験豊富な専門医とスタッフが行います。

④専門施設で厳重な管理のもと、採取した皮下脂肪から幹細胞を取り出し、培養します。培養の出来不出来が治療効果に関係すると考えられています。

⑤4～5週間の培養の後、点滴で投与します。点滴は1時間半から2時間くらいかけてゆっくり滴下します。症状によって、2、3カ月に1度ずつ複数回の点滴を行います。

⑥幹細胞を投与したあと1～16週間後に検診を行います。

これらは、脂肪採取を含め、日帰りで治療が受けられます。

1 カウンセリング

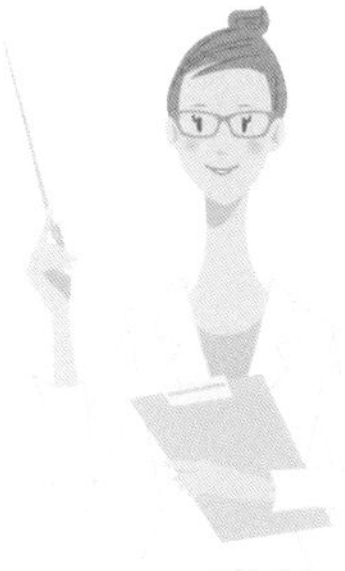

2 採血

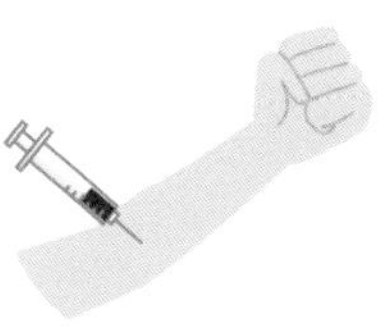

幹細胞治療の手順

3
少量の細胞を摂取

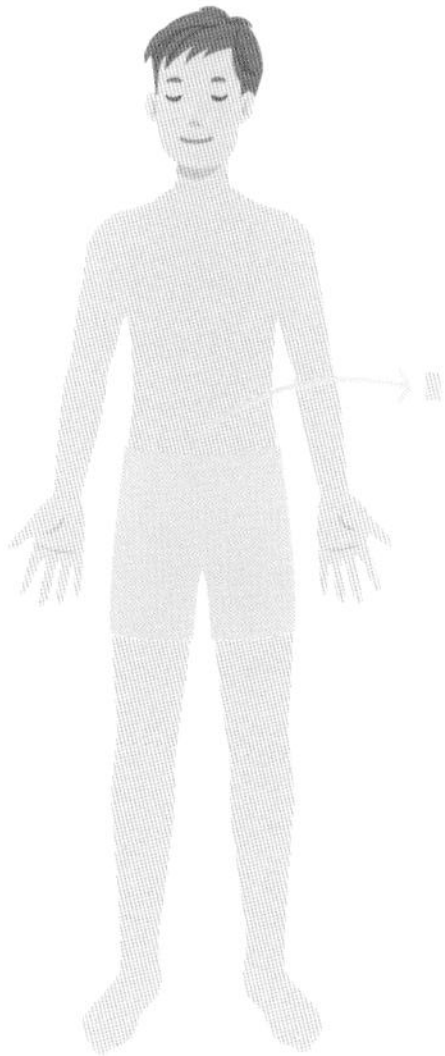

4
細胞を培養

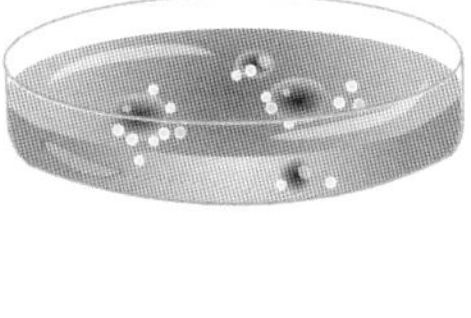

5
幹細胞を点滴で投与

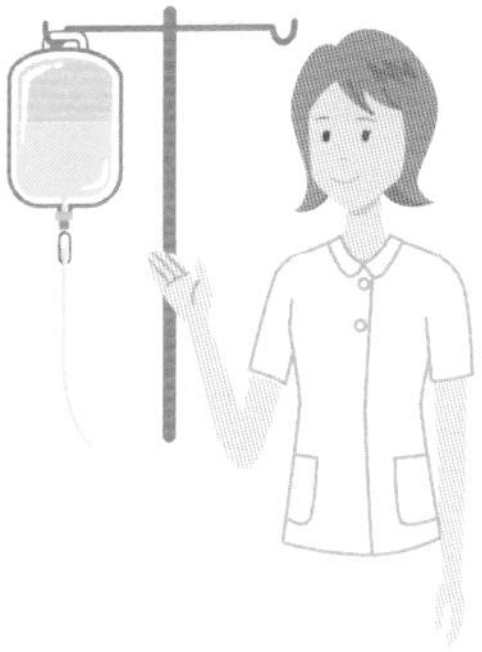

6
検診

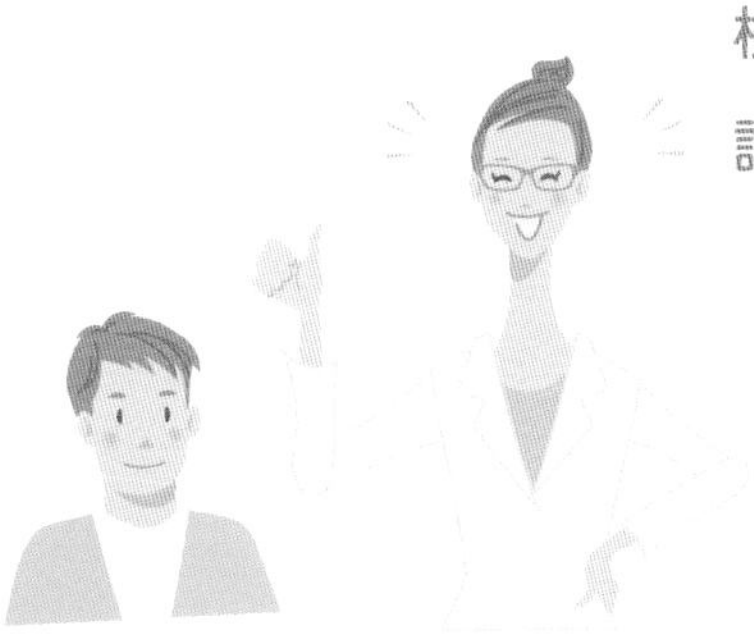

幹細胞は体内でどんな働きをする？

では、体内に入った幹細胞が実際にどんな働きをするのかをご説明しましょう。

①血液に注入された幹細胞は血液内部を循環し、約３カ月間見回ります。

②体内に損傷した細胞があると、その部位から信号が発せられます。血管内を巡回している幹細胞がその信号をキャッチし、信号を発している部位に集まります。

③緊急事態発生！　幹細胞は血管の内側にくっつき、壁をこじ開けて患部に向かって飛び出します。そして、患部の組織に入り込みます。

④患部の組織に入り込んだ幹細胞は、特殊な物質を出して損傷した細胞を修復、再生しながら、３～４カ月で目的の細胞を活性化します。

これが幹細胞の「ホーミング効果」と呼ばれる仕組みです。とても精巧な仕組みだと思いませんか。そんなことが体の中で行われるとは、なかなか想像できません。

言ってみれば、火事が起きたとき、消防署に通報があるやいなや、消防車が火事の現場に駆けつけ、消火するようなイメージでしょうか。

もし消防車や消防士が足りなかったり、性能の低い消防車だったら、火はなかなか消えないでしょう。常に高性能の消防車や優秀な消防士のような幹細胞を用意しておくのが、幹細胞治療だと思ってください。

幹細胞のホーミング効果

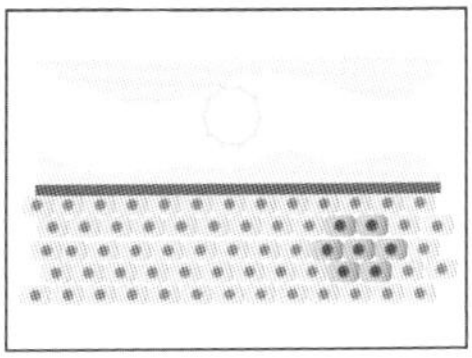

1 血管内をパトロール

血管に注入された幹細胞は血液内部を循環。免疫反応による攻撃を避ける因子を出しながら、血管の中を約3ヵ月間見回ります。

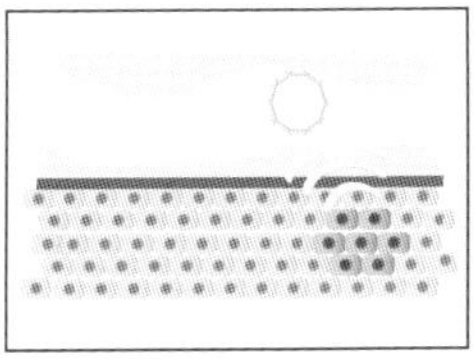

2 患部からの情報をキャッチ

幹細胞は患部から出ている信号を細胞表面の受け皿でキャッチ。血管内の幹細胞が患部に集まってきます。

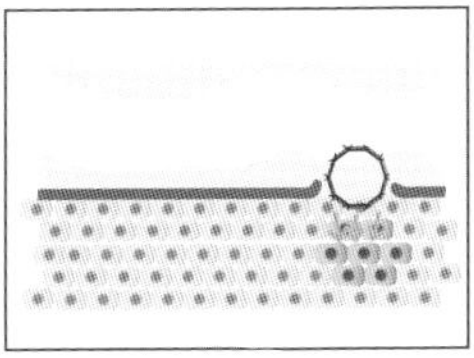

3 血管壁をこじ開けてアプローチ

血管の内側にくっつき、血管壁をこじ開けて、患部へ向かって飛び出し、患部の細胞の組織に入り込んでいきます。

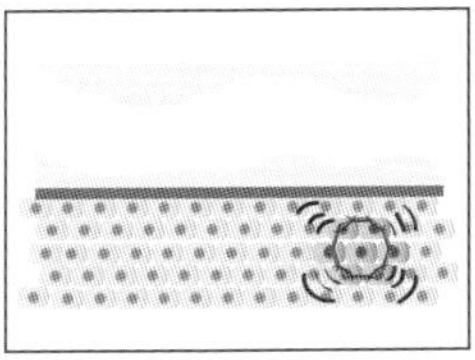

4 患部の細胞を修復・再生

幹細胞は患部の組織の中で特殊な物質を放出して細胞を修復・再生。約3〜4ヵ月で目的の細胞に変化していきます。

クローン人間と再生医療

もう一人の自分をコピーのようにつくり出す――。

まるでSFの世界の話のように思ってしまうかもしれませんが、再生医療の技術を使えば不可能なことではありません。いわゆる「クローン人間」です。

1996年にスコットランドで世界初の哺乳類の体細胞クローン羊「ドリー」が誕生し、大きな話題になりました。ドリーは若くして病気になり、6歳で安楽死させられましたが、今では技術が進歩して、いろいろな動物のクローンがつくられています。この技術が再生医療の発展にも役立つだろうと思います。

クローン人間をつくることはWHO（世界保健機関）が禁止をしています。人為的に人間をつくることができたら、たとえばプロレスラーのような頑丈な体をもった人間ばかりの軍隊をつくることもできますし、天才的な頭脳をもつ人間をたくさんコピーすれば、科学技術は驚くほど発展するでしょう。

COLUMN

もし、そういう社会が実現できたとして、果たしてわたしたちは幸せになれると言えるでしょうか。少なくとも支配者のもと、軍人になることを目的としてつくられた人間は、軍人になる道しかありません。科学者になるべくつくられた人にはほかの選択肢はないでしょう。つまり、人間が権力者の道具となってしまう危険性が大いに出てくるということです。

技術の発展は人間の暮らしや健康の向上に役立てるために大切なことではありますが、何事にも節度が必要です。

そして、技術が発展していけばいくほど、倫理の問題として、「できること」と「やらないこと」の線引きを常に確かめていく必要があるのではないでしょうか。

「間葉系幹細胞治療」は、自分自身の細胞を利用するもので、安全面でも倫理面でも懸念はありません。また、壊れた臓器はお金を払って取り換えれば良いというような、人間の不遜な考え方を肯定するものではありません。

このことは、本書を読まれれば、ご理解していただけると思います。

Chapter 3

「病気」における
幹細胞治療の可能性

安全性が気になる。がんにはならないだろうか？

さて、幹細胞と治療の仕組みや方法については、だいたいお分かりいただけたと思います。ここで、早速、肝心の幹細胞治療の可能性を症例を交えながらご紹介したいところですが、新しい医療であるがゆえに、安全性が気になるという方もいらっしゃるのではないでしょうか。

まず知っていただきたいのは、幹細胞治療はどこのクリニックでも受けられるわけではない、ということです。

クリニックが幹細胞治療を行うためには、厚生労働省が認可した委員会での審査を受けないといけません。審査に合格して再生医療提出計画の計画番号を取得していれば、最低限の安全性は保証されていると考えてもいいと思います。

また、そのクリニックがどれだけ多くの症例数、治療数をもっているかということも重要です。幹細胞治療は新しい治療法であるだけに、経験値（知）は何よりも大切だからです。

次に心配なのは、お腹から脂肪を採取するということだと思います。しかし、お腹から脂肪を採取するといっても、ほんの数ミリ程度切開して脂肪を吸引するだけです。その際には、通常の手術と同じレベルの安全管理を行ったうえで、専門医が執刀します。局所麻酔もしますので痛みはほぼありません。術後は、少し休んだら帰ることができます。

また、2章でもお伝えした通り、現段階ではiPS細胞にはがんが発生する危険性があるので、幹細胞治療でも同じことが起こるのではないかと、心配される方もいるようですが、がん化のリスクは極めて低いとされています。

自分の幹細胞を使っていますし、人工的な操作もされていませんので、安全性や副作用については医師から充分な説明を受けられます。

実際に、2001年以降、問題となる副作用報告はなく死亡例もありません。新しい治療に慎重な方は、「副作用を隠匿している可能性はないのか?」と考えられるかもしれませんが、少なくともわたしが調べた範囲ではそういったこともありません。

隠匿などしても噂は広まるでしょうし、それでは治療の希望者は集まらない。希望されている方たちは、ご自身の体に関わることですから情報収集に懸命になっています。そのうえで決断しているのです。

わたしたちはなぜ病気になるのか？

具合や体調が悪くなり病院へ行くと、内科や外科、消化器内科、整形外科、心療内科など、たくさんの科があって、症状のある部位によって違う窓口に案内されます。

たとえば、胃に不調があれば、胃を調べ、炎症を起こしていれば、炎症を抑える薬が出されます。しかし、ひょっとしたらほかの部位が原因で胃に炎症が起こっている可能性もあります。あるいは、神経性胃炎のようなストレスによる炎症かもしれません。

ストレス性のものならば、一時的に薬で炎症を抑えても、おおもとのストレスを解消しないことにはまた炎症が出るでしょう。病院へ行けば、また炎症を抑える薬が出される。その繰り返しになってしまいます。残念ながら、これでは根本的な治癒にはつながりません。

そもそもわたしたちはなぜ病気になるのでしょうか。

たとえば、世界中で大きな騒ぎとなっている新型コロナウイルスや、毎年のように流行が伝えられるインフルエンザは、ウイルスが体内に侵入し増殖することで起こります。がんは細胞の中にある遺伝子が傷ついて細胞ががん化してしまうことで発症します。脳疾患や心臓病は血管が硬くなる動脈硬化が原因とされています。

一見すると、どれも原因は違って見えますが、いずれの病気も突き詰めれば、細胞に元気がなくなることで発症すると言えるでしょう。

自分の細胞がパワフルならば簡単にはウイルスは侵入できません。弱った細胞のほうががん化しやすいし、動脈硬化は血管内皮細胞の劣化で起こります。ウイルスやがん細胞を排除する働きのある免疫細胞が元気をなくせば、病気にかかるリスクは高まります。糖尿病は膵臓の細胞の働きが悪くなることが原因で、認知症は脳神経細胞の問題から起こります。

つまり病気の原因は細胞の機能が低下してしまうことにあるのです。

どうしたら病気は防げるのか？

細胞が元気をなくすと病気にかかってしまうのなら、単純な話、細胞を元気にすればいいわけです。

もしウイルスが、わたしたちの体内に侵入しようとしていたとしても、細胞が元気ならば、そうやすやすとは侵入できません。

免疫細胞という異物の侵入の防御を担当する細胞があって、ウイルスが侵入すると、これを全力で追い出そうとするからです。万が一、侵入されたとしても、感染した細胞を壊し、感染の広がりを未然に防ごうとしてくれます。

皆さんは、どんな人でもがん細胞が一日に数千個は発生していることをご存知でしょうか。にもかかわらず、がんになる人、ならない人がいるのはなぜか。その方の免疫細胞が元気なら、異常な細胞を次々と排除してくれるので、がんにならずにすむのです。ということは、免疫細胞の元気がなければ、がん細胞はどんどん増殖し続け、やがてその人の命を脅かすことになるでしょう。

２０２０年から世界を震撼させているこのコロナ禍においては、あちらこちらで「免疫力を高めましょう」という大合唱が起こっていますが、つまりは細胞を元気にしましょうということなのです。

そのためにはどうしたらいいのか。

いろいろな方法がありますが、何度もお伝えした通り、幹細胞治療が一番だとわたしは思っています。

幹細胞による自然治癒

たとえば、転んでひざをすりむいたとします。水で洗って放っておいても、いつの間にか血が止まり、かさぶたができて、新しい皮膚が再生し、けがは治ってしまいます。体にメスを入れる外科手術をしても、糸で縫った傷口はしばらくするとふさがってしまいます。ところが、これが車だったらそんなわけにはいきません。ぶつけてへこんだり傷がついたところが自然に直ったという話は聞いたことがありませんから。

こうして時間が経つと傷が治るのは、生き物だけがもっている自然治癒力のおかげです。幹細胞が働くからこそ、自然に治るという現象は起こるのです。

けがをすれば、幹細胞がけがをした場所に大量の細胞を供給し、修復します（P51図）。けがだけではなく、病気も同じです。

細胞が不足したり、老化すると、幹細胞が新しい細胞を送り込みます。つまり、幹細胞を元気にしておけば、病気になりにくくなるだけではなく、病気は治癒に向かい、体を若返らせることもできるのです。

では、次に、太田氏の体験や、医師による幹細胞医療で効果が出ている治療例をご紹介しましょう。

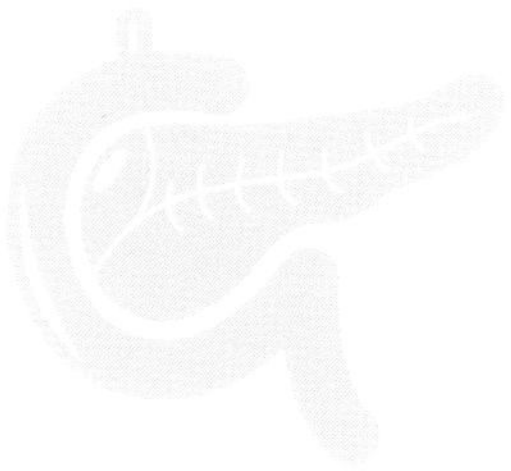

糖尿病

糖尿病の膵臓に駆けつけ修復する

これまでにもお伝えした通り、太田氏が苦しんだ糖尿病も幹細胞と関わっています。

わたしたちが日々摂っている、お米やパン、麺類といった食べ物にはたくさんの糖が含まれています。糖が小腸から吸収されて血管の中へ入ると、血糖値が上がります。ここで、健康体ならば、インスリンというホルモンが分泌され、糖をエネルギーへと換えてくれるので血糖値が下がり、何の問題も起こりません。

ところが、膵臓にあるインスリンを分泌させる細胞が劣化してしまうと、インスリンは十分に分泌されないので血糖値は下がらないまま。これが糖尿病の原因となってしまうのです。

一般的に糖尿病においては、投薬にはじまり、不足しているインスリンを注射によって補う治療が行われていますが、根本的な治療とは言えず、ずっと注射を打ち続けないといけません。

もちろん、食事の制限や運動療法も必要です。

インスリンを出せなくなった膵臓は、「助けてくれ！」とＳＯＳの信号を発している状態です。本来ならば幹細胞がその信号をキャッチし、駆けつける……はずなのですが、当時の太田氏の幹細胞は数が少なく、とても弱っていて、がんばって駆けつけはするものの、力不足で損傷した細胞を補うことができなかったようです。糖尿病がどんどん悪化したのも無理のないことでした。

ところが、幹細胞治療が始まり、元気いっぱいの幹細胞が体内に投入されたことによって、状況は一変します。まるで最先端の消防車、高度にトレーニングされた消防士のような幹細胞が「待ってました！」とばかりに、火災現場である膵臓に駆けつけたも同然。そして、またたく間に火を消してしまいます。同時に、燃えた箇所をきれいに修復までしてくれるのですから、まるで古くて壊れかけた家が、頑丈なビルに生まれ変わったようなものです。

実際に、太田氏は4回の治療を経て、血糖値もヘモグロビンA1c（測定前約1～2カ月の平均血糖値）の数値が8.5から5.8に低下し、正常になっていました。

糖尿病の怖さはさまざまな合併症を発症することです。手の指や足の裏に痛み、しびれが出る神経障害。網膜の異常による視力の悪化、失明。腎臓の機能が低下して、ひどいときには人工透析。動脈硬化が進み、心臓や脳に疾患が出る危険性もあります。

彼の場合、深刻な合併症には至っていませんが、糖尿病の合併症にままあるとされる眼底出血など視力の低下、動脈硬化、男性機能不全等になっていました。

男性なら共感していただきやすいと思いますが、男性機能の低下というのは、男としての自信をも失わせます。人によっては、生きる気力さえ奪い去られることもあるほどのことなのです。

しかし、デリケートな問題だけに、なかなか人に相談することもできません。結果、一人で悶々とする日々を過ごされる方も少なくないと聞きます。

さて、2回ほどの点滴治療が終わったあとのこと――、太田氏に男性機能が戻ったそうです。

たとえ合併症としては命を脅かすような他の症状より深刻ではなかったとしても、ＱＯＬ（クオリティ・オブ・ライフ＝個人の人生の質）のことを思えば、やはり無視できない症状だと思います。

太田氏も治療を始める前は、まさかここまで糖尿病の数値やそれに伴う症状から解放されるとは、夢にも思っていなかったそうです。

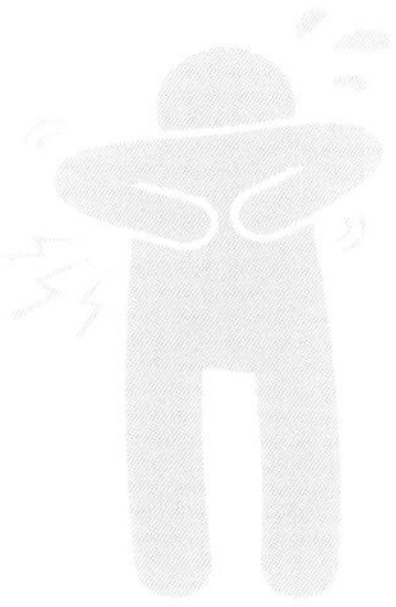

慢性疼痛

日本人の1割以上が悩んでいる慢性疼痛

慢性疼痛は「治療に要すると期待される時間の枠を超えて持続する痛み」とされています。これには心と体からくる3つの原因があります。

1つ目は、関節リウマチや糖尿病、がんの浸潤による圧迫、臓器の損傷による疼痛（侵害性受容疼痛）です。

2つ目は、帯状疱疹などの感染症や、交通事故による外傷などが原因で、神経が傷ついて起こる痛み（神経障害性疼痛）です。

3つ目は、心理的な影響による疼痛で、脳の過剰な痛みを抑えるオピオイド系という神経が、ストレスなどの心理的要因により機能を失って起こる痛みです。

現在、この慢性疼痛に日本人の1割以上が悩んでいると言われており、慢性疼痛によって仕事に集中できなかったり、仕事を休まざるを得なくなるなど、年間の経済的損失は約3700億円にものぼるという試算も出ています（在日米国商工会議所ACCJ「疾病の予防、早期発見および経済的負担に関する意識調査：報告書」2011年）。

政府も2018年3月には「慢性疼痛治療ガイドライン」を定め、国の事業として施策を進めるようになりました。

慢性疼痛の3つの要因

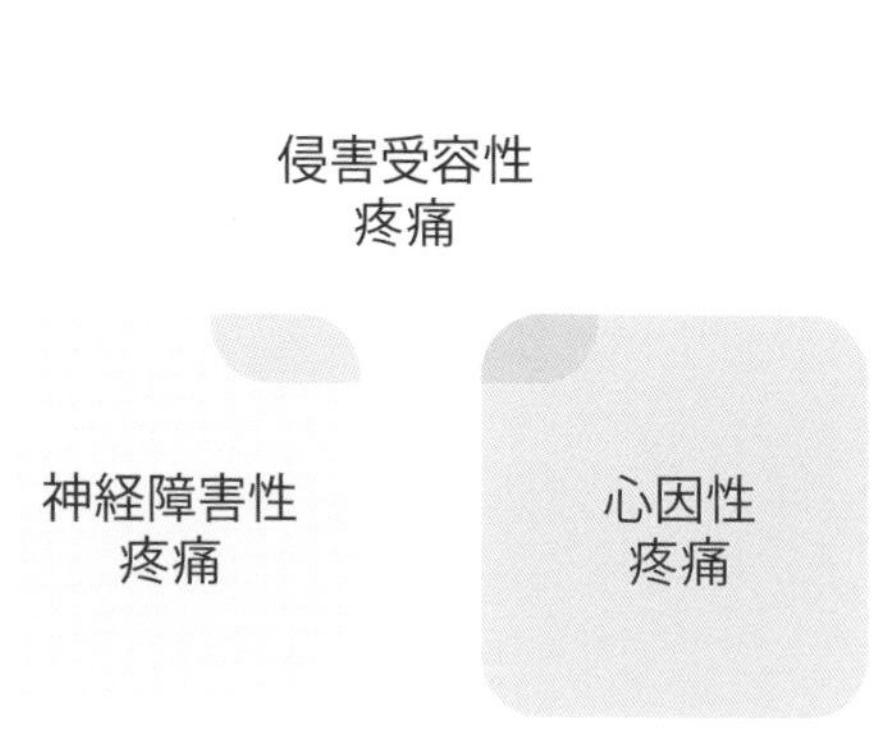

さて、肝心の慢性疼痛の治療法ですが、これまでは主に投薬や神経ブロック、レーザー治療、近赤外線治療、鍼灸や整骨などが行われてきました。心因性の痛みに対しては、心理学的、精神学的アプローチも行われています。

加えて、近年では幹細胞治療も注目されています。幹細胞の抗炎症作用と、創傷治癒能力の働きによって、慢性疼痛の症状の改善を目指すものです。

ある50代後半の男性の方です。

駅の階段で転倒し、右腕のしびれと痛み、腰の痛みが残ってしまいました。整形外科でレントゲン検査などをしたものの、異常は見

疼痛または慢性疼痛による仕事への影響

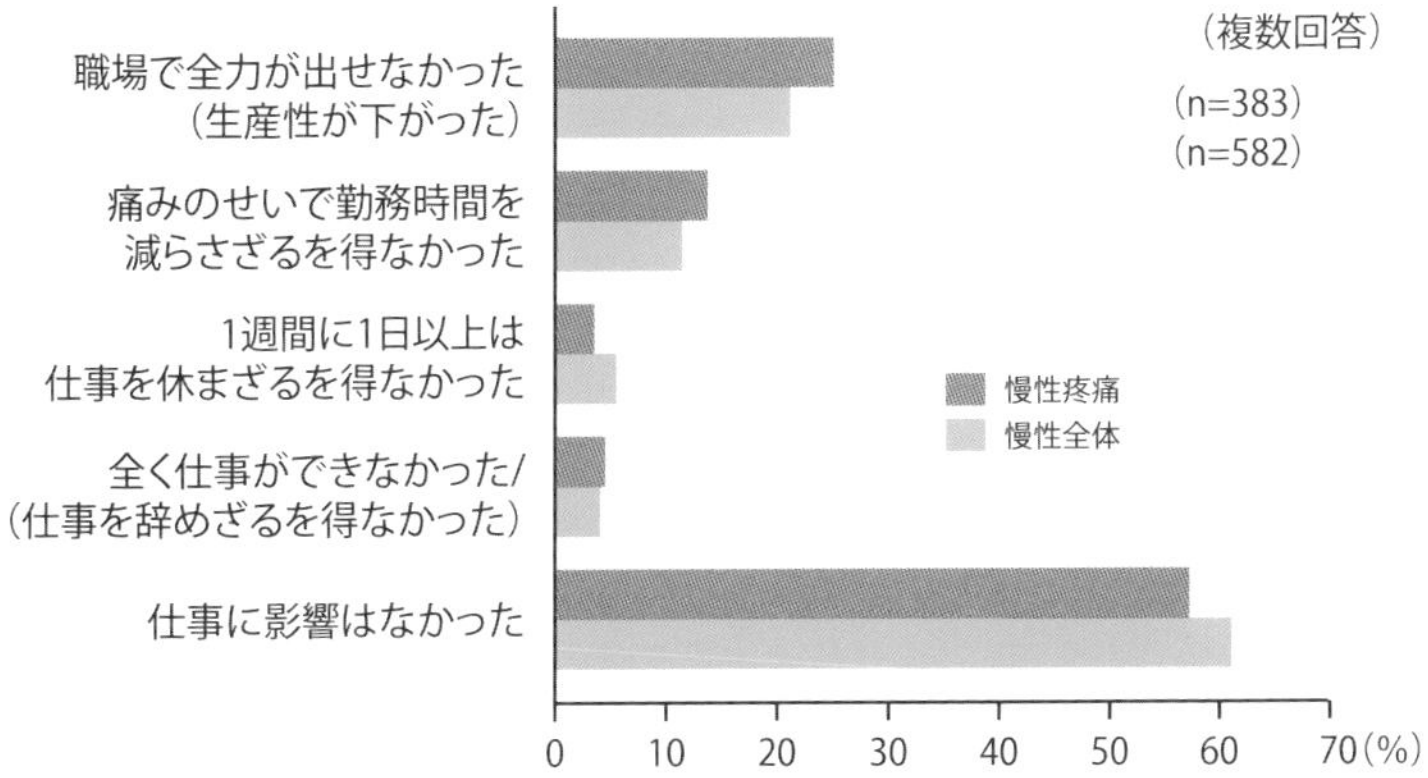

※ヤンセンファーマ株式会社　慢性疼痛の国民意識調査より

慢性疼痛の幹細胞治療による適応症

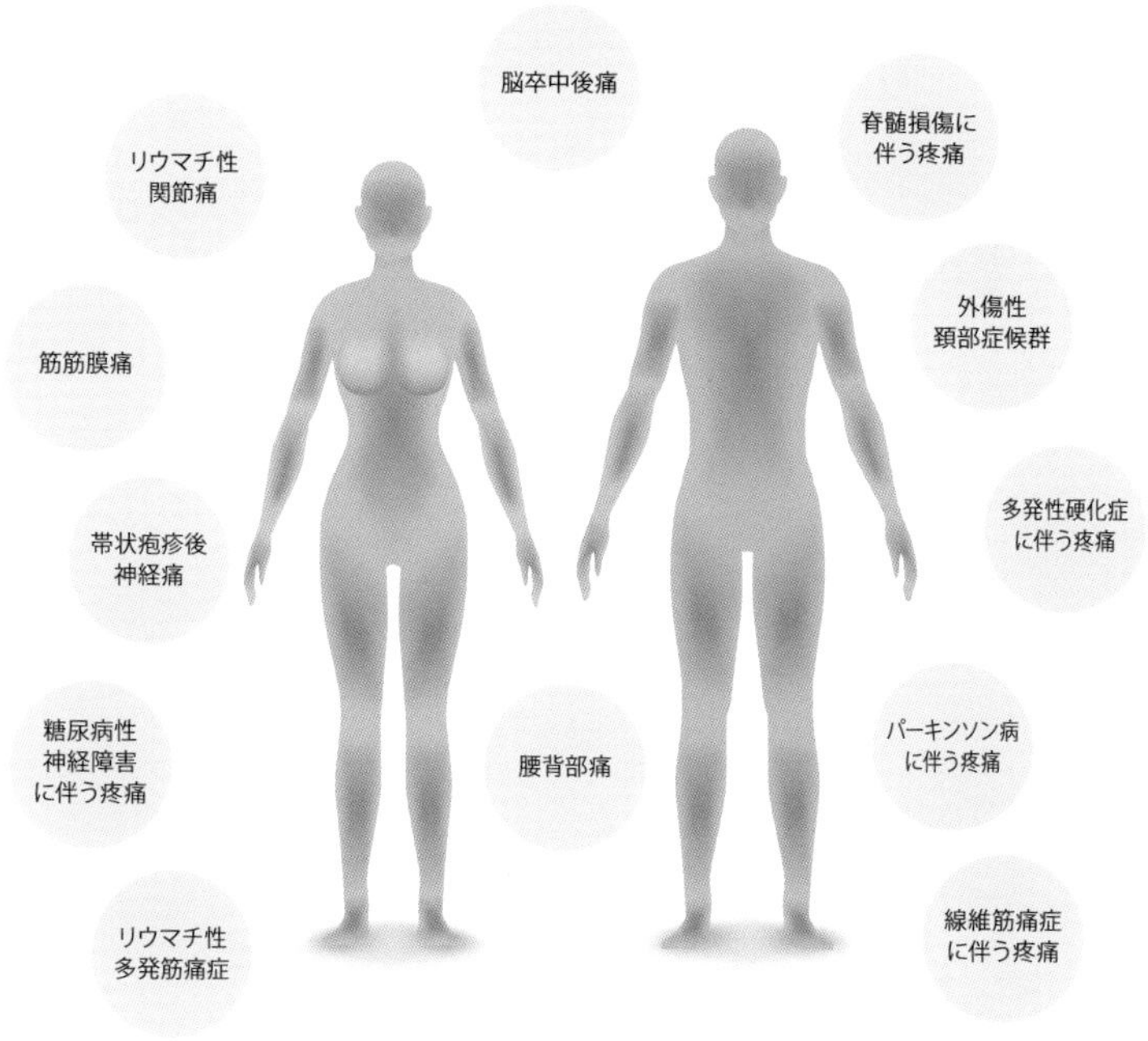

つからず。楽しみにしていた趣味のゴルフ練習にも行けなくなり、鬱々とした日々を送っていたそうです。

悩みの種だった痛みが、幹細胞治療で取れるかもしれない、と聞いたときには、半信半疑だったと言いますが、受けてみたところ、ずいぶん楽になり、効果に驚いたそうです。

今では毎週、練習場に通えるようになり、喜んでいると言います。

更年期障害

更年期障害も治癒へ

加齢とともに起こる老化現象のひとつに更年期障害があります。

閉経前後の女性に多く、女性ホルモン（エストロゲン）の分泌が減ることによって体調が不安定になります。平均閉経年齢は約50歳なので、その前後5年に更年期障害は起こりやすいようです（P72―73図）。もちろん個人差があって、重い人もいれば軽い人もいるし、ほとんど症状が現れず日常生活に支障がないまま、閉経期を通り過ぎる人もいます。

症状としては、のぼせ、発汗、動悸、手足の冷え、不眠といった自律神経の乱れ、不安感、抑うつ気分、恐怖感、疲労感など精神的な不調、ほかにも腰痛や筋肉痛が出たり、胃腸の調

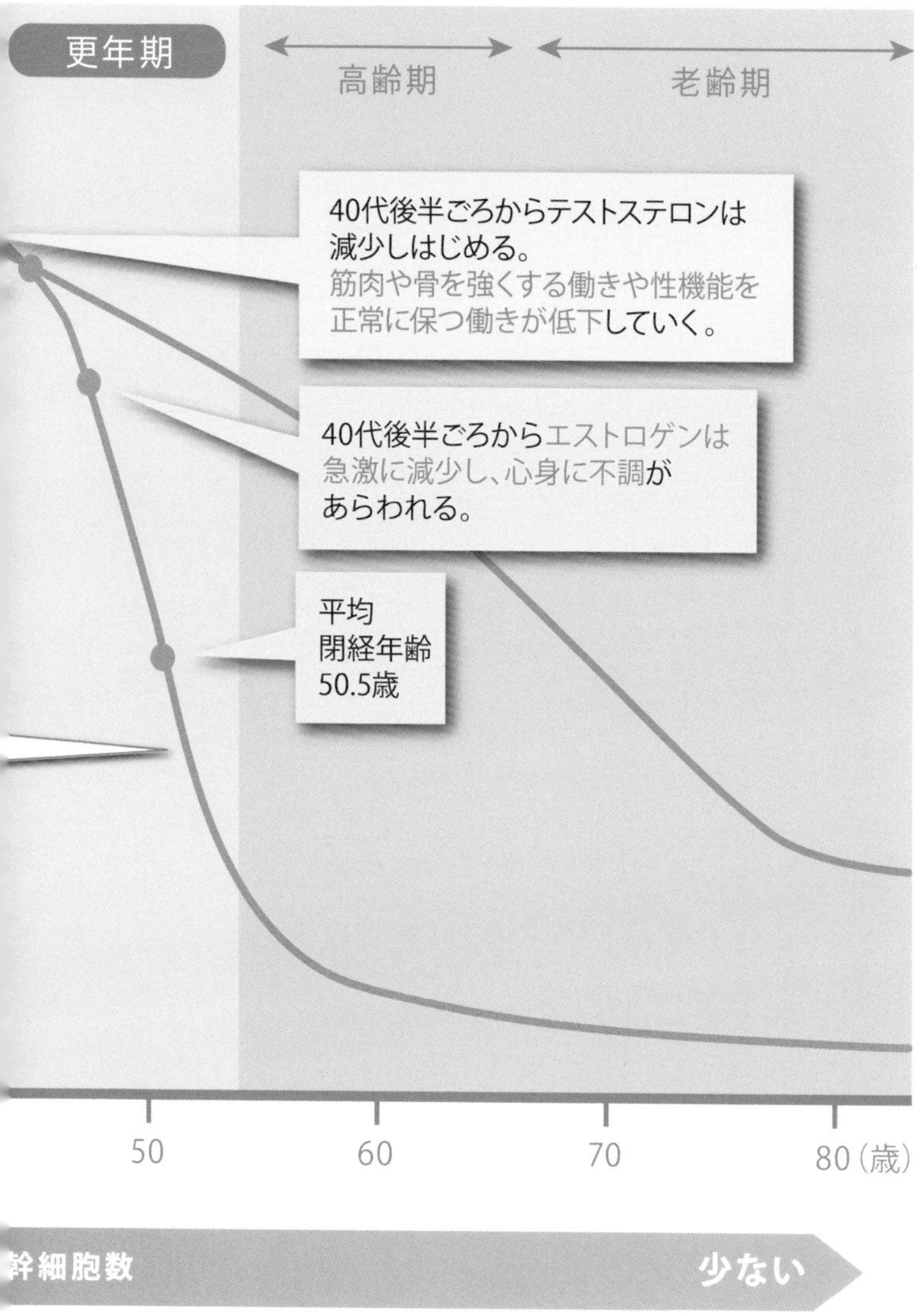

更年期
高齢期
老齢期
40代後半ごろからテストステロンは
減少しはじめる。
筋肉や骨を強くする働きや性機能を
正常に保つ働きが低下していく。
40代後半ごろからエストロゲンは
急激に減少し、心身に不調が
あらわれる。
平均
閉経年齢
50.5歳
50
60
70
80（歳）
幹細胞数
少ない

更年期障害とホルモン量の変化

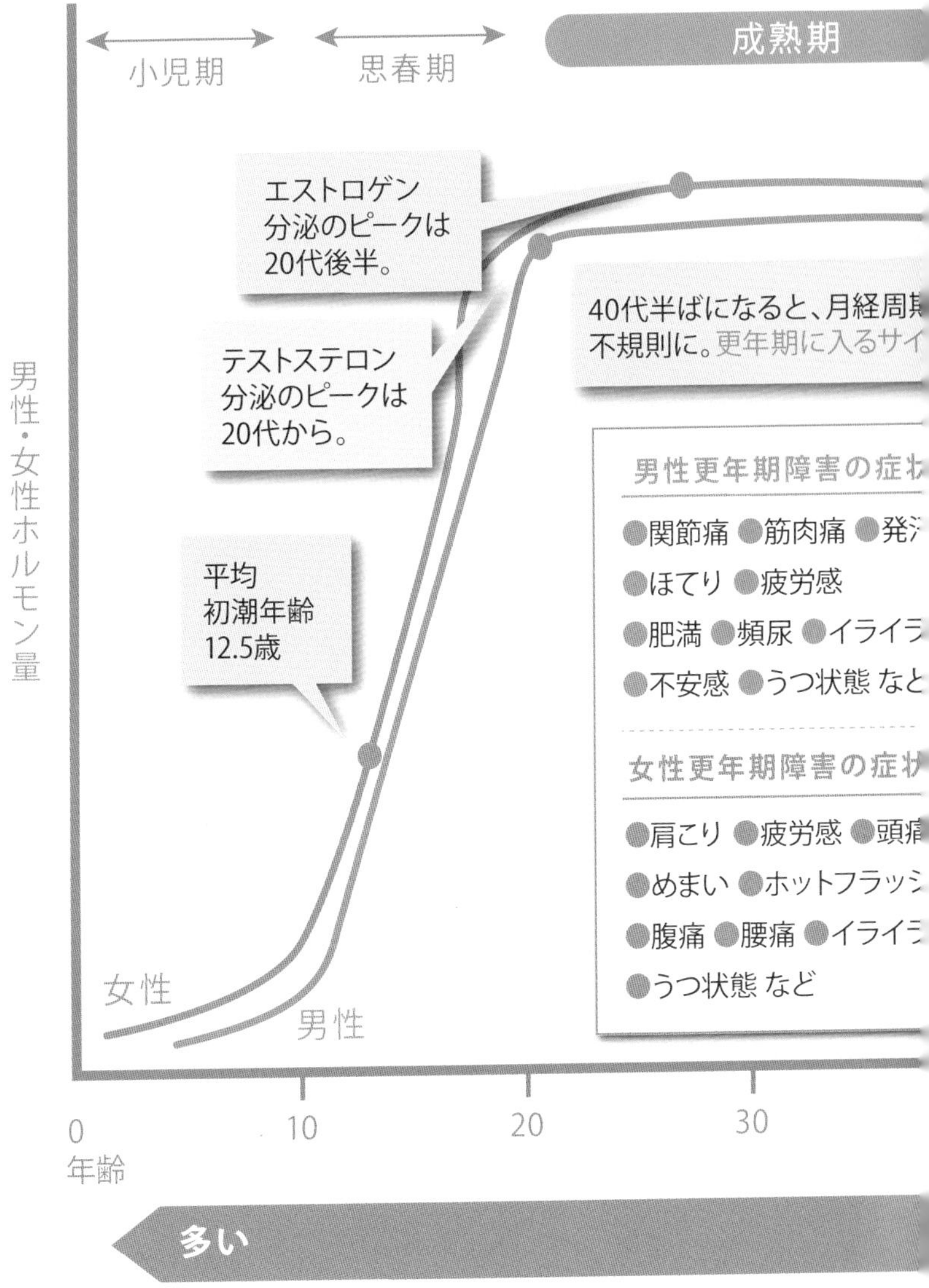
小児期
思春期
成熟期
エストロゲン分泌のピークは20代後半。
テストステロン分泌のピークは20代から。
平均初潮年齢12.5歳
40代半ばになると、月経周
不規則に。更年期に入るサイ
男性更年期障害の症
●関節痛 ●筋肉痛 ●発
●ほてり ●疲労感
●肥満 ●頻尿 ●イライ
●不安感 ●うつ状態 など
女性更年期障害の症
●肩こり ●疲労感 ●頭
●めまい ●ホットフラッ
●腹痛 ●腰痛 ●イライ
●うつ状態 など
男性・女性ホルモン量
女性
男性
0
10
20
30
年齢
多い

子が悪くなったりします。

更年期障害の一般的な治療として、ホルモン剤の投与があります。減少したエストロゲンを補充し、症状を和らげるための治療です。こうしたホルモン充填療法（ＨＲＴ）を希望せず、複数の症状を訴える方には漢方薬による治療も行われます。また、精神的に不安定な方には、抗うつ剤や抗不安薬が処方されることもあります。

しかし、これらの治療は一時的に症状を抑えることができても、薬をやめればまた不調がぶりかえすことがあります。

そこで、更年期障害の症状や更年期以降の細胞の修復・再生能力の衰えを改善し予防することを目的としているのが、細胞そのものの若返りを図る幹細胞治療なのです。

更年期の慢性関節痛が改善して朝の5時から絶好調

ここで、パリ在住歴の長い皮膚科専門医でナチュラルハーモニークリニックの副院長である岩本麻奈医師の体験談をご紹介しましょう。

「わたくしは幹細胞治療が始まったころから、その効果を間近で眺めてきた皮膚科医です。これぞ『未来医療』と感動し、夢の根源治療の完成も近いと胸躍らせていたのです。とはいえ、2020年初め頃まではインバウンド需要で施術枠の空きもなければ懐も寒く、指をくわえて見ているだけでした。しかしコロナ禍は世の中だけでなく、わたくしの状況も気分も一変させました。ポストコロナに備えるためにも、資本である身体の不具合解消と抗えぬ好奇心から、わが身を以って試す決意をしたのです。

アラフィフあたりから、朝ベッドから起き上がるのが一苦労（※NRS＊6）という日が増えてきました。全身の関節痛で手のむくみとこわばりも認められ、夜間の睡眠が浅いのです。ホルモンの恩恵に見放される更年期到来でした。HRT（ホルモン補充療法）を試しましたが著効せず、〝老いの実態〟をひしひしと感じてしまいました。40's（40代）までイケイケで突っ走ってきたのに、ガックリです。

幹細胞治療の初回の点滴で、関節痛は3分の1以下（※NRS＊2）に激減しました。2回目はベッドから飛び跳ねて起きるまでに回復し、手のむくみとこわばりも完全に解消です。夜はぐっすり、食事も美味しい。それだけではなく、若干高めだった血圧が100―65前後まで下がりました。新陳代謝の促進はサウナでの発汗量と爪と髪の伸びの早さで実感できます。「武器（＝薬）よさらば！」、軽い火傷や生傷ならあっという間に治るのも驚きです。次回の点滴くらいから、幹細胞パトロール隊がＢＢＢ（血液脳関門）を超えて脳内をブラッシュアップしてくれるんじゃないでしょうか。そうなったら、わたくしはもう、人生の残りプランをまったく刷新しようと思います。

西洋医学の最先端である再生医療、興味深いことにその根本ロジックはホメオスタシス（詳しくはP91―93）を重要視する東洋医学に回帰されます。治療のみならず予防医学という観点からも、幹細胞は未病をも治す名医ともなります。自前の名医を常時腹に抱えつつ、名実ともに生涯現役で何かしら人の役に立てれば本望です」

＊ＮＲＳ（Numerical Rating Scale）：痛みを0から10の11段階に分け、痛みが全くないのを0、考えられるなかで最悪の痛みを10として、痛みの点数を問う。

男性更年期障害にも期待がもてる

更年期障害というと女性だけに起こるものだと思っている方も多いかもしれませんが、男性も無関係ではありません（P72—73図）。

加齢とともに、女性なら女性ホルモンが減少するように、男性は男性ホルモン（テストステロン）の分泌量が低下します。40歳以降に「ちょっと体力が落ちたな」と感じ始めたら、それは男性更年期障害の始まりかもしれません。

主に、だるさや不眠、性欲や集中力の低下、イライラするといった症状が出てきます。抑うつ症状が出たり、勃起不全（ＥＤ）になることもあります。

男性の更年期障害はまだ周知されていないこともあり、多くの場合、年のせいにしてすませてしまいがちですが、これはれっきとした更年期障害です。そのまま放置しておくと、仕事で大きなミスをしたり、会社でもイライラしやすくなって人間関係が悪くなったり、家族に当たり散らしたりして孤立してしまうこともあるかもしれません。そうすると、ストレスがさらにたまって、更年期障害の症状が悪化するという悪循環に陥ってしまう危険性もあります。

ある50代の男性は、いつのころからか深夜に何度も目が覚めてしまうようになり、困っていたと言います。睡眠が細切れになり、睡眠時間も短くなってしまったので、日中、仕事に集中できなくなってしまった、とのこと。

そこで、幹細胞治療を受けたところ、ぐっすり眠れるようになったと驚いていました。生活できなくなるような症状ではないものの、ちょこちょこと感じていた身体の不調もなくなって、「免疫力も上がった気がします!」とおっしゃっていました。

アトピー性皮膚炎

アトピー性皮膚炎のかゆみが軽減

「アトピー性皮膚炎」で悩んでいる人が身近にいる方は少なくないでしょう。実際に2017年時点の日本でのアトピー性皮膚炎の推定患者数は45万人にものぼると言われています（厚生労働省）。

アトピー性皮膚炎とは、自己免疫疾患の中のアレルギー性皮膚疾患の一つです。

では、アレルギー疾患とは何でしょうか？

わたしたちの体に備わっている免疫は、細菌やウイルスなど、人体にとって危険な異物が

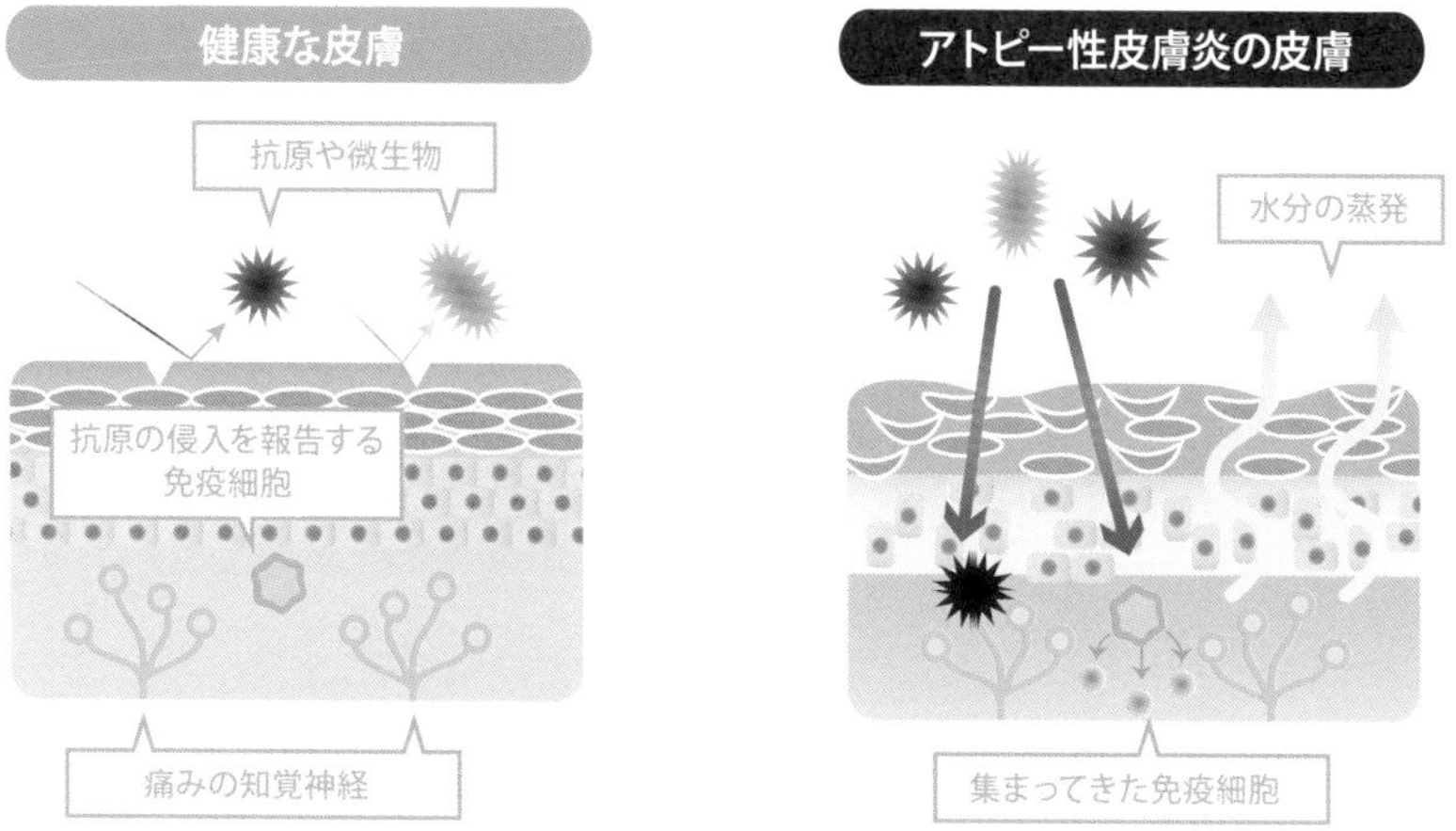

体内に侵入したときに撃退する反応を起こし、身体を守ってくれています。

ところが、通常は無害な物質や、ごく微量な異物に対して過剰に反応し、自分の体を傷害してしまうことがあるのです。これが「アレルギー疾患」です。

発症の原因は不明ですが、気管支喘息やアレルギー性鼻炎・結膜炎、アトピー性皮膚炎などの家族歴（家族で罹ったことのある病歴）や既往歴（これまでに罹ったことのある病気）があり、IgEというアレルギーに関する抗体を持っている方に多いとされています。

アトピー性皮膚炎の症状はかゆみを伴う

幹細胞による治療

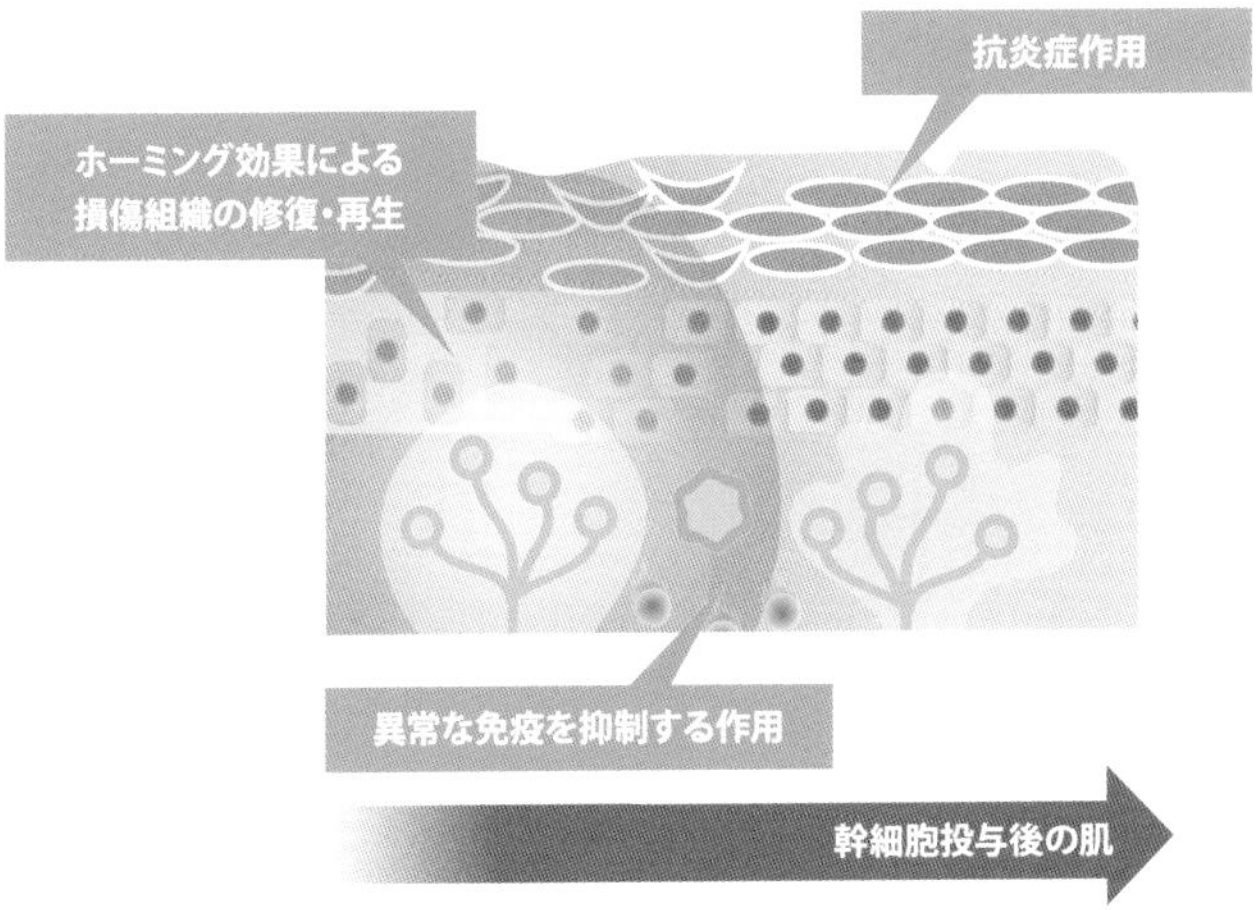

湿疹が悪化したり、少し良くなったり、の繰り返し。

悪化には乾燥や汗、ストレスなどさまざまな要因が関係していると考えられています。

命に関わるような病気ではないとしても、かゆみや肌の見た目など、患者さんを悩ませる病気であることには違いありません。

一般的な治療法としては、肌の清浄と保湿を保つためのスキンケア、炎症を抑えるステロイド外用薬、抗アレルギー剤の内服、また、ダニなどのアレルギーの原因とされる物質を除去し環境を整える、といった三本柱が挙げられます。

しかし、ここにも幹細胞治療の可能性があるのです。

アトピー性皮膚炎で20年以上悩んでいる40代の男性の方がいらっしゃいました。顔は少しの刺激で赤くなり、ぼこぼこした小さなクレーターがありました。汗をかくと、かゆみがひどくなるそうで、そのため、夏場の外出や汗をかく運動は避けてきたそうです。男性は知り合いから幹細胞治療のことを聞き、カウンセリングを受けに来たと言います。正直、この治療で治る可能性があると言われても、最初はピンとこなかったようです。これまでも、良いと言われる治療をいくつも受けてきたものの、どれも期待外れだったのですから、無理もありません。新しい治療法には疑心暗鬼になっていました。

それでも、幹細胞治療については今までの治療法とは違って未知の可能性を感じたようで、治療を受ける決心をしたそうです。

その方が皮膚に変化を感じたのは3回目の点滴のあとでした。確実にかゆみが治まったと言います。顔の赤みが減り、クレーターも浅くなった感じがすると言います。

皮膚科医が処方した飲み薬（抗アレルギー剤、抗ヒスタミン剤等）を飲みながらの幹細胞治療ですが、薬の量も徐々に減らせるまでになってきました。薬なしでかゆみがなくなる日を楽しみにしているそうです。

COLUMN

緻密にコミュニケーションを取り合う免疫細胞

アトピー性皮膚炎は自己免疫疾患の一つだとお話ししました。折しも、2020年春からの新型コロナウイルスの流行もあり、現在、免疫細胞は少なからず注目を集めています。ここで、免疫細胞についてもう少し詳しく見てみたいと思います。

新型コロナウイルスに感染しないためには「免疫力を高めるといい」と盛んに言われていますが、免疫力を担っているのがわたしたちの血液に含まれる白血球です。顆粒球やTリンパ球、Bリンパ球、樹状細胞、マクロファージなど、たくさんの種類の免疫細胞が協力し合って、その人の健康を守っているのです。免疫細胞の数が十分にあって、しっかりと働いていれば、ウイルスが体内に侵入しても即座に追い出すことができ、そのため感染しても無症状だったり、軽くすむ可能性が高くなります。

免疫細胞は緻密にコミュニケーションを取り合って、侵入者であるウイルスを組織

COLUMN

的に排除するように働きます。

　まずはウイルスの侵入を素早くキャッチし、どんなウイルスが侵入したかを分析して、その情報を攻撃部隊に伝える役割の免疫細胞があります。攻撃対象の情報をもらった攻撃部隊は一気に活性化し、ウイルスに襲いかかります。

　1度侵入したウイルスの特徴を記憶して2度とかからないようにする働きもあります。

　みんなと群れるのは嫌だと、単独でウイルスを見つけてはやっつけてしまう免疫細胞もいて、多方面からウイルスに立ち向かいます。

　こんなふうにして、コロナウイルスに限らず、感染症やがんからわたしたちを守ってくれる働きをしてくれるのが免疫細胞なのです。

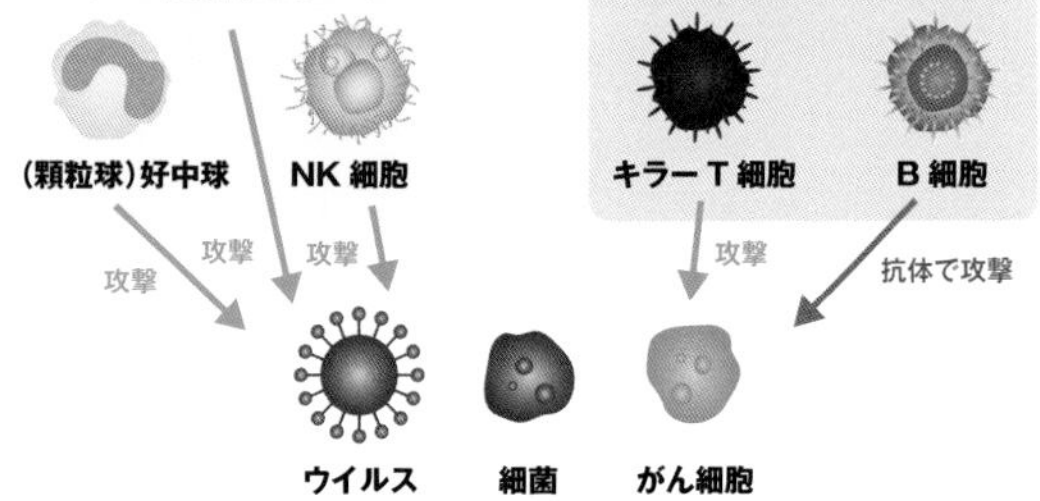

認知症

認知症の予防も夢じゃない!?

医療の進歩により、日本は〝長寿大国〟と呼ばれるまでになりました。

ところが、長寿になったことの裏には手放しで喜べない状況も出てきています。いまや高齢者（65歳以上）の7人に1人が認知症と言われる事態もその一つではないでしょうか。

もちろん、こういった状況に医療はただ手をこまねいているわけではありません。

2020年には京都府立医科大学の山岸久一名誉教授らのグループの研究で、認知症の原因で最も多いとされるアルツハイマー病の患者さんに幹細胞治療の効果が見られたという発表もされており、今後の治療の方法としても期待が集まっています。

認知症で何よりも重要なのは、早期発見や早期治療に取り組むことです。なぜなら認知症の厄介なところは、一度発症してしまうと完治させることが難しいからです。

認知症の幹細胞治療では、まずは、認知症のリスクを早期に発見する検査を行います。検査では、今ある症状だけではなく、将来的なアルツハイマー病を含む認知症の発症も予測することができます。

認知症の初期症状が発見された場合は、いよいよ治療に移ります。

まずは脳の血流を改善し、運動機能の向上、脳の活性化や演算速度の向上が期待できる成分を入れた点滴を行います。その後、同じ成分を配合した内服薬を服用してもらいます。

そして、幹細胞治療です。この治療に使用するのは、幹細胞を培養するときに得られる上澄み液です（P87図）。こちらには他者の幹細胞を利用するのですが、最終的には細胞は除去され、安全性の高い栄養分のみ使用します。上清液には培養中に幹細胞から放出される、サイトカインと呼ばれる細胞を元気にさせる物質がたくさん含まれています。それを点滴や点鼻や、注射などで体内に投与し、認知症の予防や治療を行うのです。

臍帯由来幹細胞培養上清液とは

さまざまな細胞に分化・増殖する能力を持つ臍帯由来の幹細胞を培養する際に得られる高純度の上澄み液です。この液体には培養中に幹細胞から放出される500~700種類のサイトカイン群（成長因子、免疫調整因子、抗炎症性因子、神経再生因子など）が豊富に含まれています。点滴や点鼻、皮内注射などで体内に投与して、認知症とアルツハイマー病の予防・治療などを行います

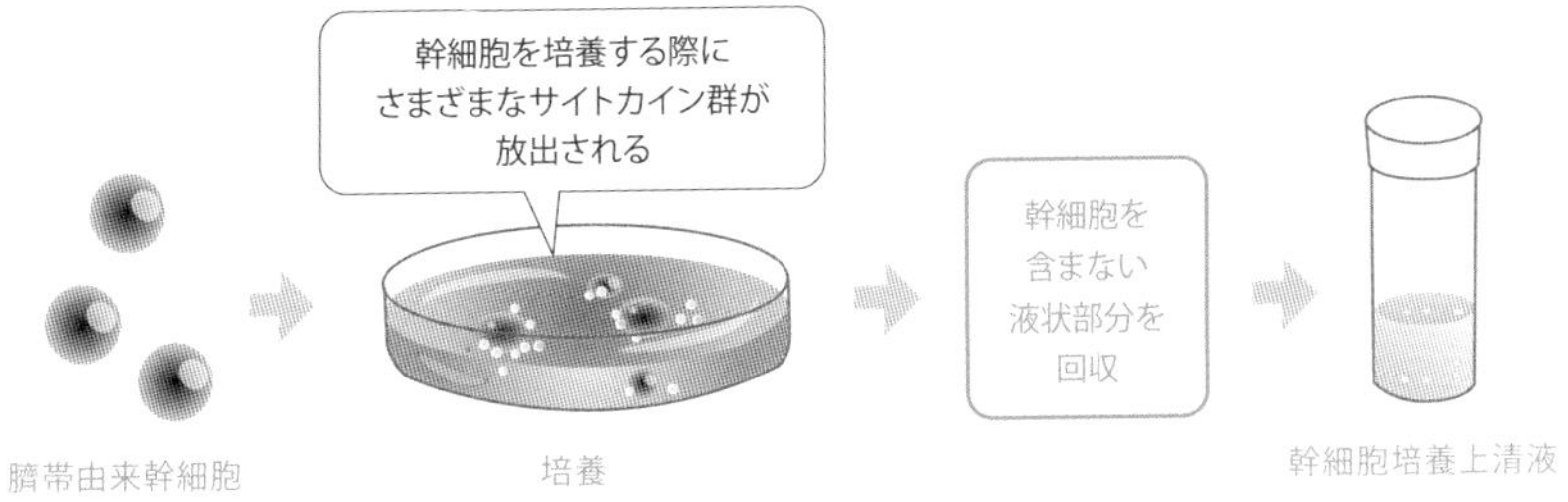

※臍帯由来幹細胞培養上清液は、細胞を含んでいないため、再生医療法の規制対象外となります。

投与法と作用・適応症

点鼻	認知症・アルツハイマー病・脳活性治療
静脈点滴	血管再生・血管新生作用（動脈硬化病変の改善・進行予防、ED治療など） 免疫調整作用（アレルギー疾患、自己免疫疾患） 神経細胞修復・再生作用（脳梗塞、脊髄損傷） 骨再生作用（骨粗しょう症、歯肉炎） スカベンジャー（活性酸素除去）作用（疲労回復、生活習慣病予防など） 体内の幹細胞分化促進作用（自己再生能力の向上など） 組織修復作用（肝障害、間質性肺炎など）
皮内注射	抗炎症作用（損傷部位・炎症部位の治癒促進、肩こりや腰痛などの疼痛軽減） 美容作用（シワやたるみ、肌荒れの治療） 増毛・育毛作用（薄毛、男性型脱毛症（AGA）の治療）
塗布・イオン導入	美容作用（シワやたるみ、肌荒れの治療）

臍帯由来幹細胞培養上清液に含まれる主な成長因子

EGF（表皮細胞成長因子）……… 肌のターンオーバー（新陳代謝）を司る表皮幹細胞に指示を出し、表皮細胞を増殖させせます。

aFGF（線維芽細胞成長因子）…… 真皮上層部の乳頭層にある真皮幹細胞を刺激し、線維芽細胞を増殖させせます。

VEGF（血管内皮細胞成長因子）… 新生血管を生成するための役割を果たします。

KGF,FGF-7（毛母細胞成長因子）… 毛母幹細胞に働きかけて、育毛や発毛を促します。

IGF-I（インスリン様成長因子）… インスリン様の代謝活性作用を有し、弱い血糖低下作用があります。

PDGF（血小板由来成長因子）… 線維芽細胞の増殖を促進します。

臍帯由来幹細胞培養上清液の経路

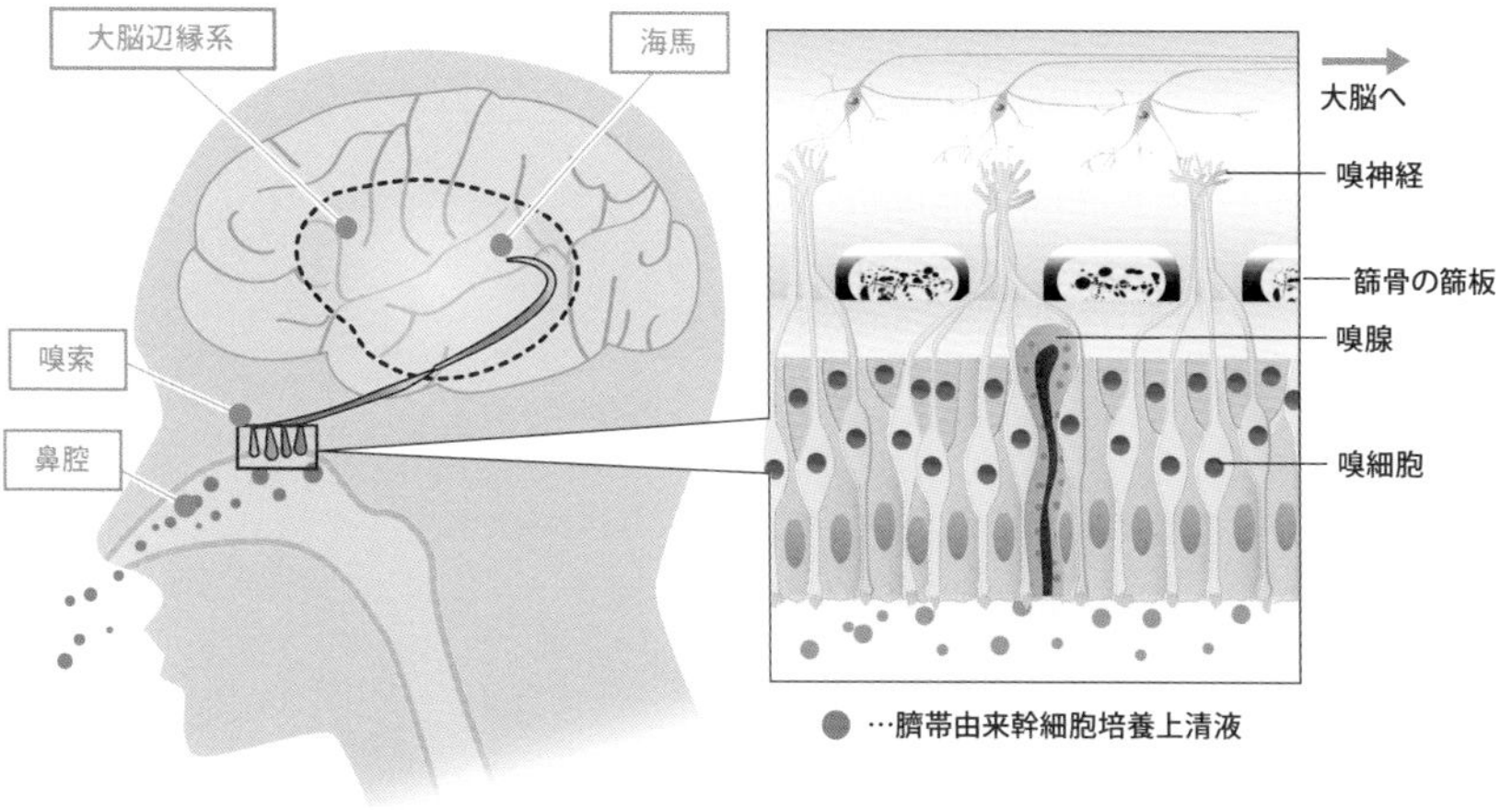

脳機能の低下は加齢とともに、記憶の鍵を握る海馬という脳内の部位が萎縮することで起こります。また、この海馬の萎縮よりも前に嗅神経（嗅覚を伝える感覚神経）の機能が低下することもわかっています。

そこで、幹細胞培養上清液を点鼻することにより、直接嗅覚を刺激することで認知症の予防と改善を目指すというものです。

記憶を司ると言われる海馬は嗅神経と直結しているので、上清液の情報が嗅神経を通じて海馬を含む大脳辺縁系に伝達されます。近年の研究では、嗅神経と海馬には再生能力があることが判明し、特に再生能力が高い嗅神経を効果的に刺激することで、嗅神経細胞が再生され、その刺激が海馬にも伝わり、海馬や周囲の神経細胞の働きが活性化されることが分かっています。

物忘れが劇的に改善

ある年齢以上の方には身に覚えがあると思いますが、人や物の名前が出てこなくて、「ほら、あの人、あの人、名前何だっけ？」ともどかしい思いをすることがあります。

50代前半の女性の方も、物忘れがひんぱんに起こるので心配になって幹細胞治療を受けに来ました。更年期によるものか、あるいは認知症の始まりなのか、物忘れをするたびに不安になってしまったようです。

3回目の点滴治療が終わったあと、物忘れが劇的に改善したと言います。人の名前も昨日の出来事もとてもスムーズに出てきて、頭の回転がものすごく良くなったことが自覚できるようになったのです。

記憶力も良くなり、メモをとらなくてもスケジュールをしっかり覚えていられるようになりました。計算も速くなり、電卓もあまり使わなくてもいいほどにまでなったそうです。

さらに老眼気味だった目も、はっきりと見えるようになりました。新聞も雑誌も、老眼鏡なしで読めます。人と会って話をするのも楽しく、不安や寂しさをまるで感じないようになったそうです。

年を取ると、認知症を心配する方も少なくないと思います。「予防」という観点からも、こうした治療は注目に値するのではないでしょうか。

COLUMN

人体に備わったホメオスタシス

人体には、バランスが崩れると元に戻ろうとする働きがあります。体温や血液の量、血糖値、濃度、心拍数などの人体内の環境は、ある程度の変化はあっても一定のレベルに収まっています。これをホメオスタシス（恒常性）と呼んでいます。ホメオスタシスがあるからこそ、わたしたちは健康を維持できます。

たとえば体温だと、脳が外気温と体温を感知し、状況を判断して体の内部の温度を一定に保つために発汗量をコントロールします。熱が上がると汗をかくように働きます。すると気化熱で体温は下がります。体温が低くなると、汗腺を閉じて汗が出ないようにします。寒くて鳥肌が立つことがありますが、あれは汗腺が閉じられた状態です。もっと体温が下がると、ぶるぶると震えます。筋肉を震わせることで熱を発生させているのです。

熱が出たとき、自分で汗を出し、熱を下げようなどとはだれも思っていません。鳥肌が立ってぶるぶる震えるのも、自分の意思ではありません。なのに、体は自発的に正常な温度に戻そうと働いてくれています。わたしたちが努力をしなくても体は健康でいるためにがんばってくれているのです。こうしたホメオスタシスを支えているのが、「自律神経系」「内分泌系」「免疫系」です。

自律神経は脳からの指令を全身に伝達する器官です。人の意志とは無関係に作用する神経で、消化器、血管系、内分泌腺などの働きをコントロールしています。

内分泌とは甲状腺や副腎などホルモンを分泌する器官のことです。ホルモンは体温の調整、睡眠、食欲など、生きる上での基本的なことと深くかかわっています。

免疫は体をウイルスや細菌といった外敵やがん細胞から守るためのものです。

この3つが連携してバランスを取り合っていることで、ホメオスタシスが正常に機能し、健康は守られるのです。

人間の身体というのは、つくづくすごいものだと感心させられます。自分の力で生きていると思うのは傲慢というしかありません。

さて、自律神経、内分泌、免疫のいずれも、元をたどれば、細胞によってつくられ

COLUMN

ホメオスタシスの働き

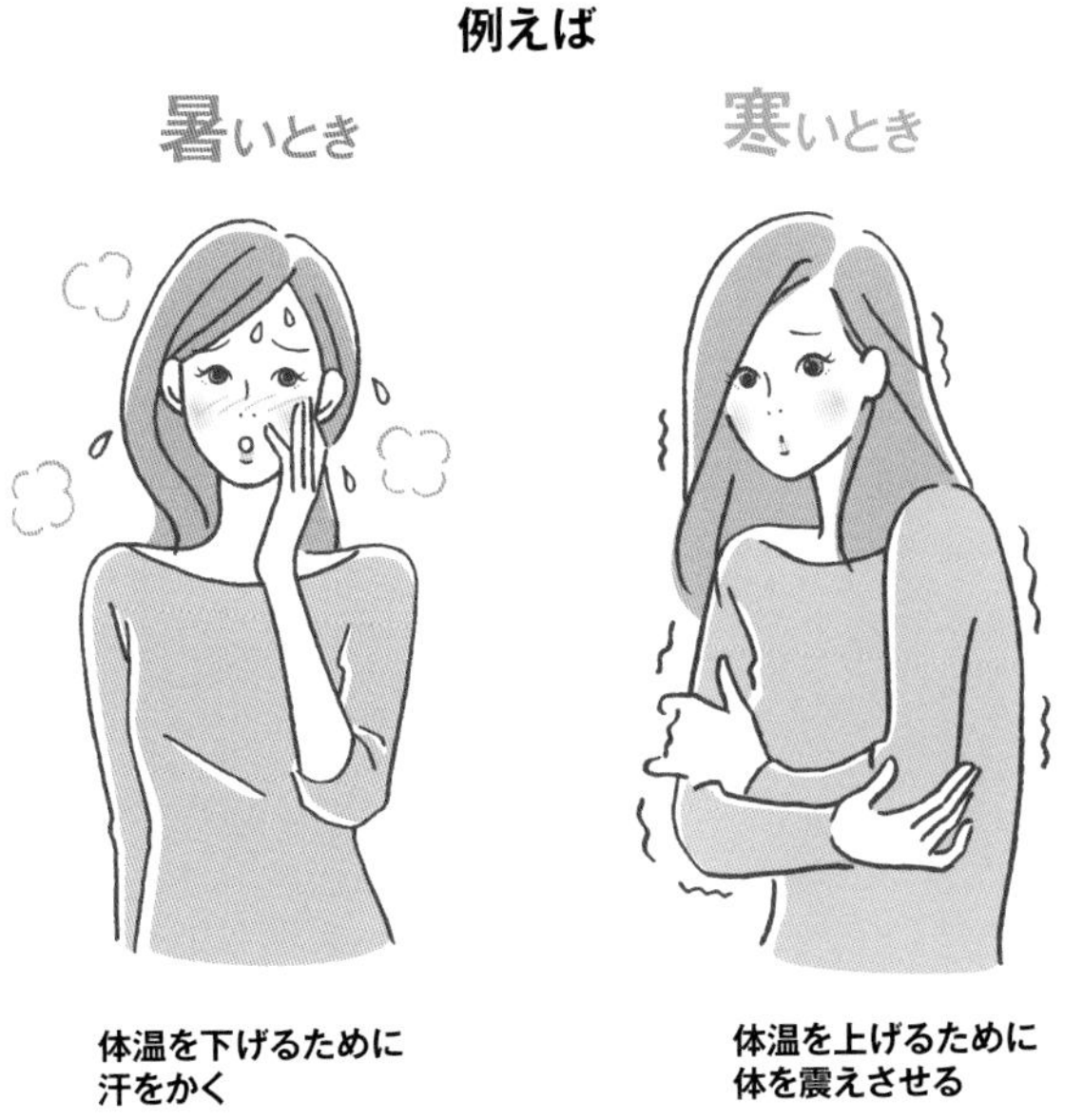

ています。

となると、ホメオスタシスの根底にあるのは幹細胞だということになります。もうお分かりですね。

幹細胞が若くて元気で、常に生きのいい細胞を提供してお互いのネットワークを健全に保っていれば、ホメオスタシスはしっかりと機能してくれる、ということなのです。

変形性ひざ関節症

ひざの軟骨からのSOSをキャッチ

年を重ねると症状が出やすいと言われている変形性ひざ関節症。

50代を過ぎると、この症状を訴える方が多くなり、そのうちの6割が歩行障害を伴っていると言います。これは、主に加齢による関節液の粘度の低下や肥満のため、ひざにかかる大きな負担や筋肉の衰えなどにより、ひざの関節にある軟骨がすり減ってしまったり、炎症の影響で破壊され、痛みや歩行障害などが生じる病気です。

変形性ひざ関節症も糖尿病と同様、一般的には根本的な治療は見つかっておらず、関節液のクッション性を補うヒアルロン酸の注射をひざに打って痛みを和らげたり、ひどくなるとチタンやスチール製の人工関節を入れるために手術を行わなければならなくなることもあります。

　変形性ひざ関節症に悩んでいても、「年を取ったから仕方がない」とあきらめている方がほとんどかもしれませんが、細胞の視点から見てみれば、良くなる可能性は十分にあると思います。

　改善の鍵を握っているのは軟骨です。軟骨は関節の中でクッションの役割を果たしています。しかし、長く使っていると軟骨がすり減ってしまい、骨と

変形性ひざ関節症の年齢別・性別割合

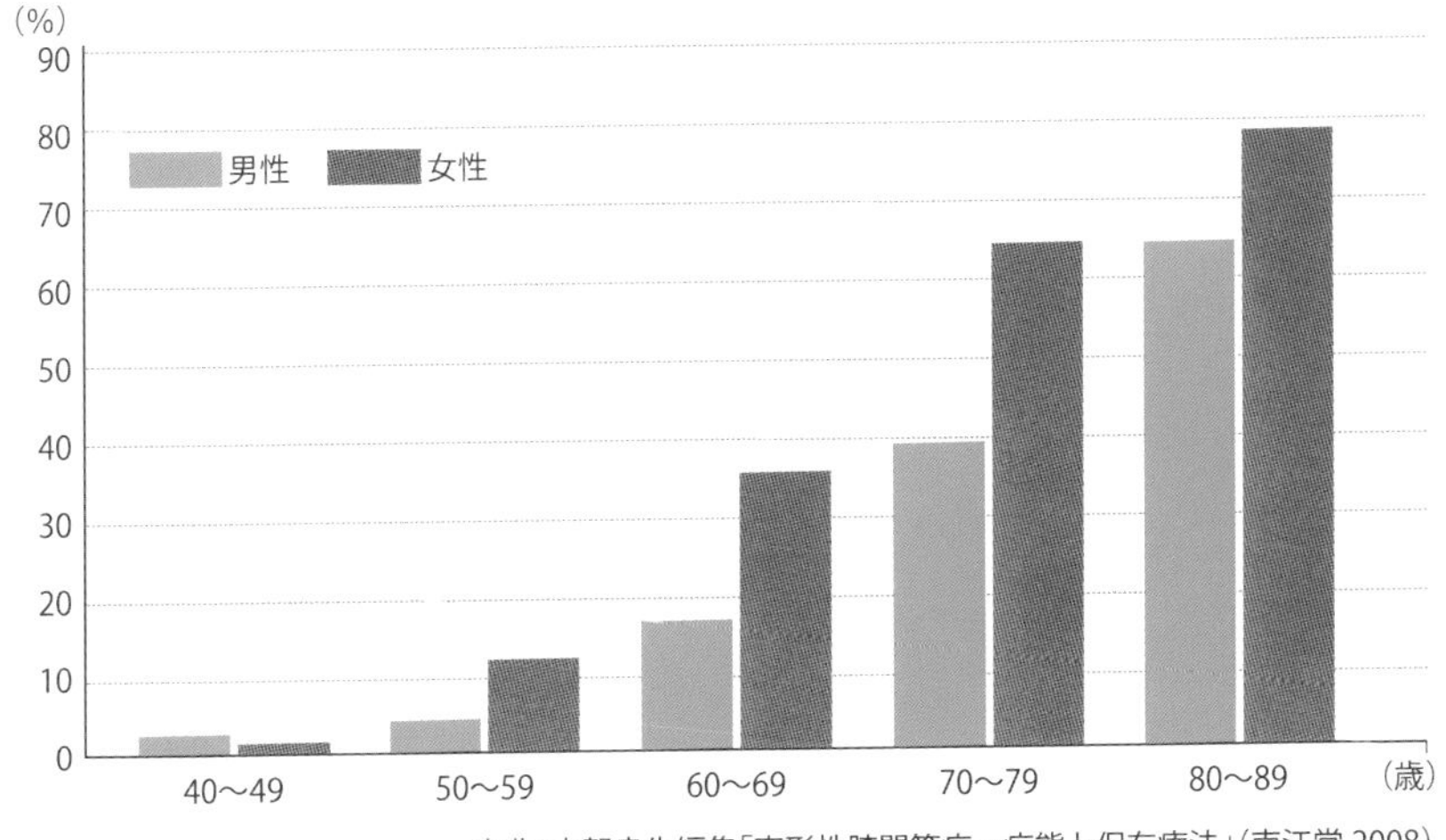

出典：古賀良生編集「変形性膝関節症ー病態と保存療法」(南江堂 2008)

正常なひざ関節

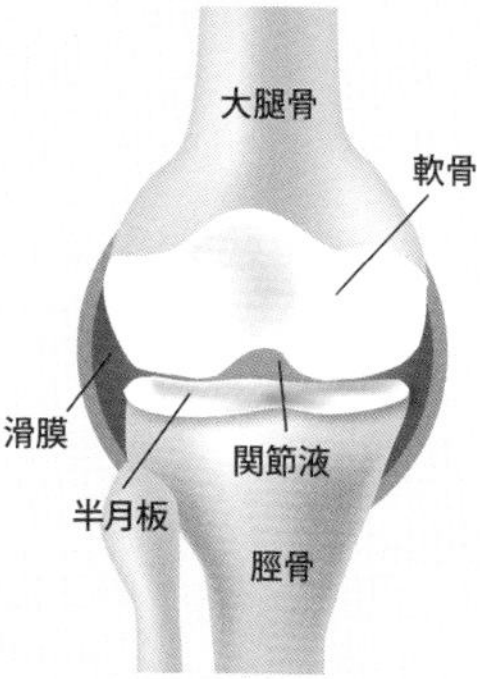

変形性ひざ関節症
初期のひざ関節

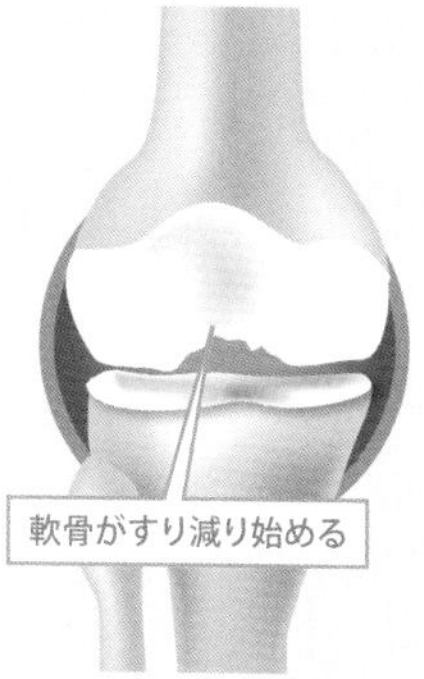

変形性ひざ関節症
中期のひざ関節

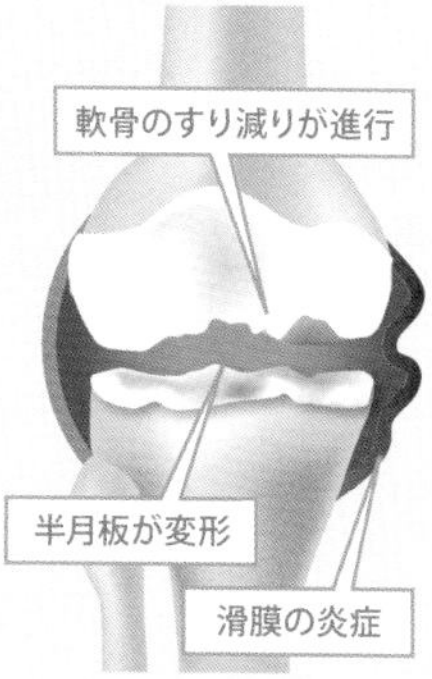

変形性ひざ関節症
末期のひざ関節

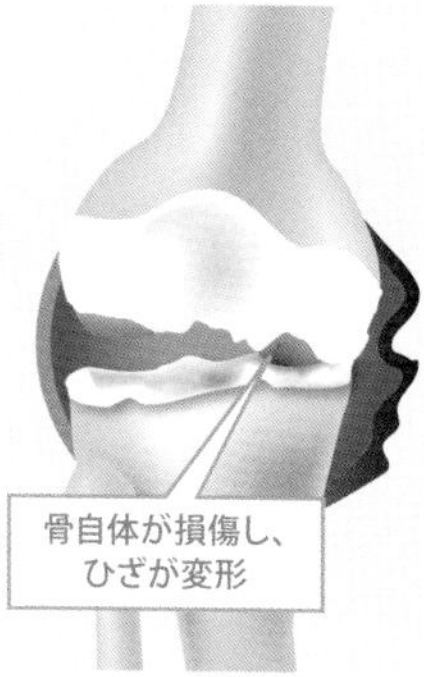

骨とがぶつかって炎症を起こします。

このとき、ひざではどんなことが起きているのか――。

軟骨細胞が懸命にSOSを発信しているのです。

そのSOSを受信するのが、もうすでにお分かりのことと思いますが、幹細胞です。しかし、量も少なく元気もない幹細胞だと、修復が間に合わず、ひざの痛みはどんどんひどくなってしまいます。幹細胞の量が十分にあって、元気であれば、すぐにひざに駆けつけて、すり減った軟骨を修復・再生することができます。

変形性ひざ関節症の幹細胞治療は、これまでにお話しした点滴による方法ではなく、ひざ関節に注入する局所投与になります。この他にも、乳房再建や脊髄損傷の治療にも用いられます。

変形性ひざ関節症は女性に多く見られる病気で、その男女比は1対4と言われています。

ある80代の女性も、いつまで歩けるのかという不安を抱えながら、とうとうソロソロとしか歩けなくなり、病院に行ったそうです。整形外科の医師からは人工関節の手術を勧められ

抗炎症作用による鎮痛効果

幹細胞はサイトカインと呼ばれる成長因子や免疫調整因子、抗炎症性因子などを分泌します。これにより炎症を抑える効果が出現し、痛みが緩和されると考えられます。

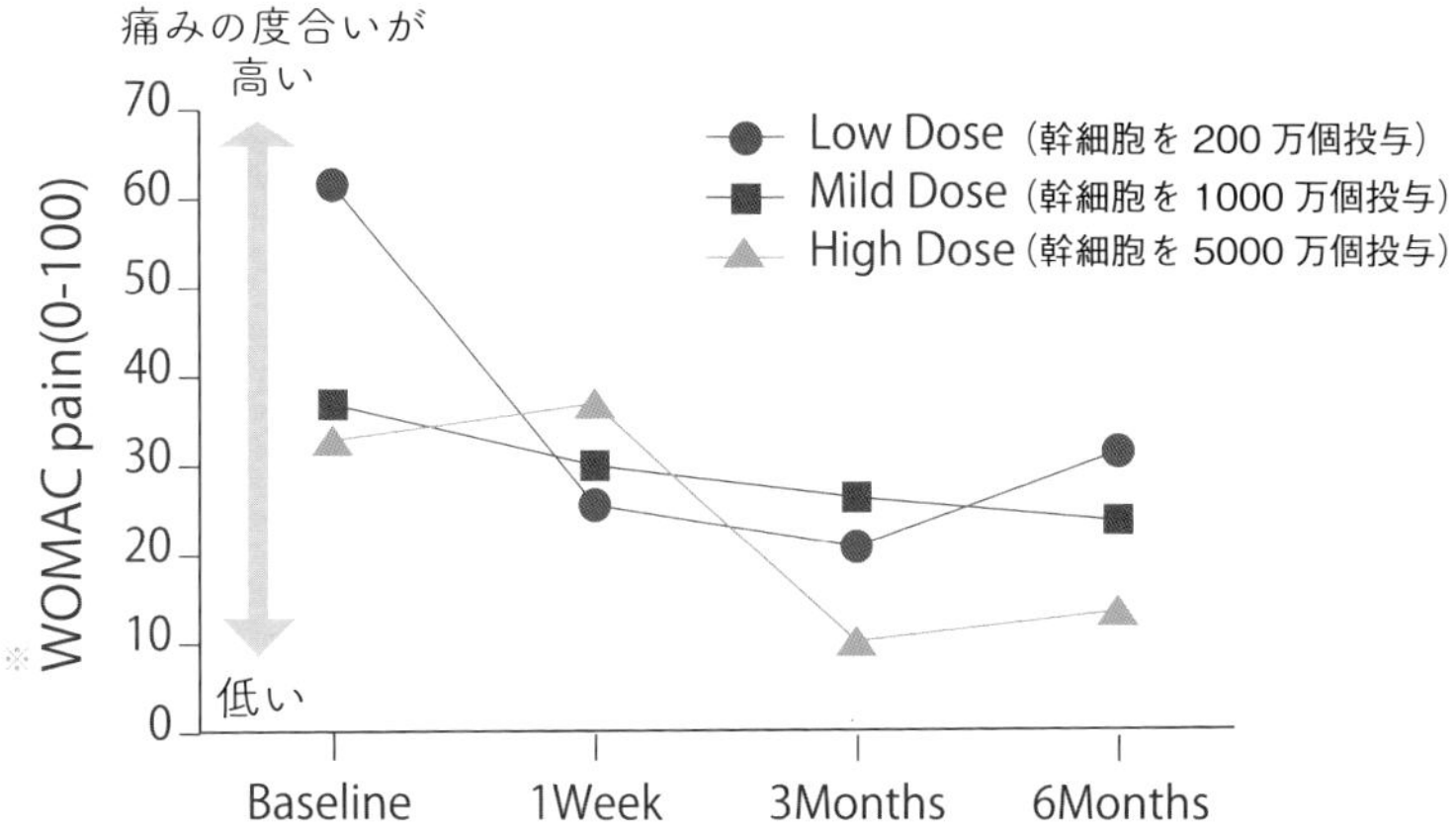

出典：Pers YM, et al. : Stem Cells Trans Med 5:847-56, 2016

※WOMAC pain…痛みの度合いを数値化したもの

たものの、入院（一般的には約1カ月）やその後のリハビリを考えると、決断できずにいました。

そんなとき60代の娘さんが、幹細胞の局所注射による治療があることを知り、手術よりも手軽だから試してみてはと、お母さんに勧めたことで治療が始まったそうです。

治療を受けてみたところ、膝の痛みが消えたと、とても喜んでおられました。その後、階段の上り下りもずいぶん楽になったとおっしゃっています。

ひざ軟骨の厚みが増した例も

また、体内に入った幹細胞が、傷ついた関節軟骨を修復する効果も期待できます。
海外の治療例では、幹細胞の投与によってひざ軟骨の厚みが増したという例が報告されています。さらに関節の滑りを良くして、固くなった関節包をやわらかくする効果も期待できます。

出典：Pers YM, et al. : Stem Cells Trans Med 5:847-56, 2016

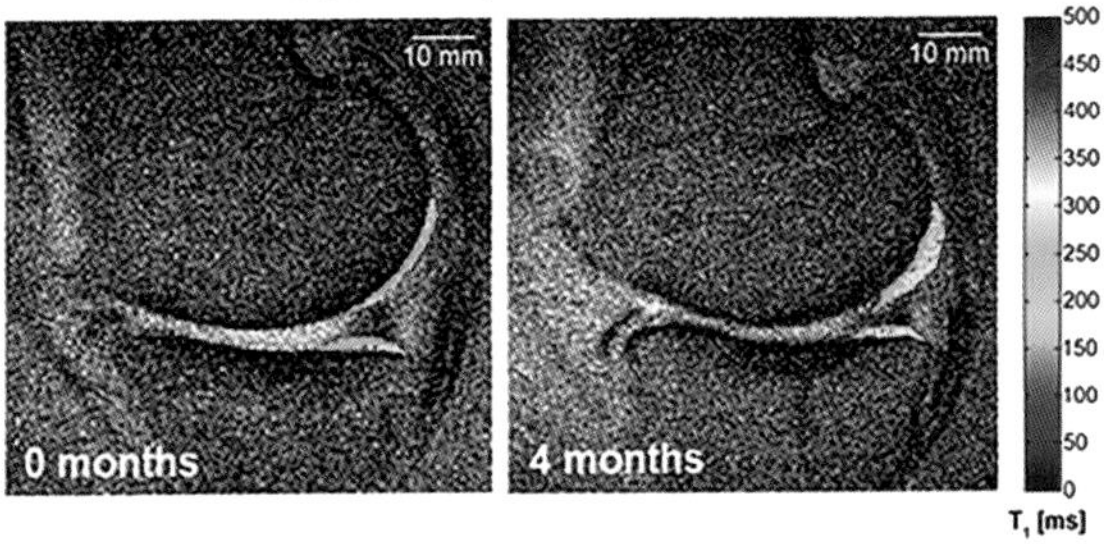

※治療前（左図）に比べて、4ヵ月後（右図）にはひざ軟骨の厚みが増していることがわかります。

緩和治療と手術以外の第3の選択肢

これまでの治療は、ヒアルロン酸を注入する緩和治療か大がかりな手術かの２択でした。そこに再生医療が加わることにより、症状の進行を遅らせて、ひざの機能回復が目指せるようになりました。

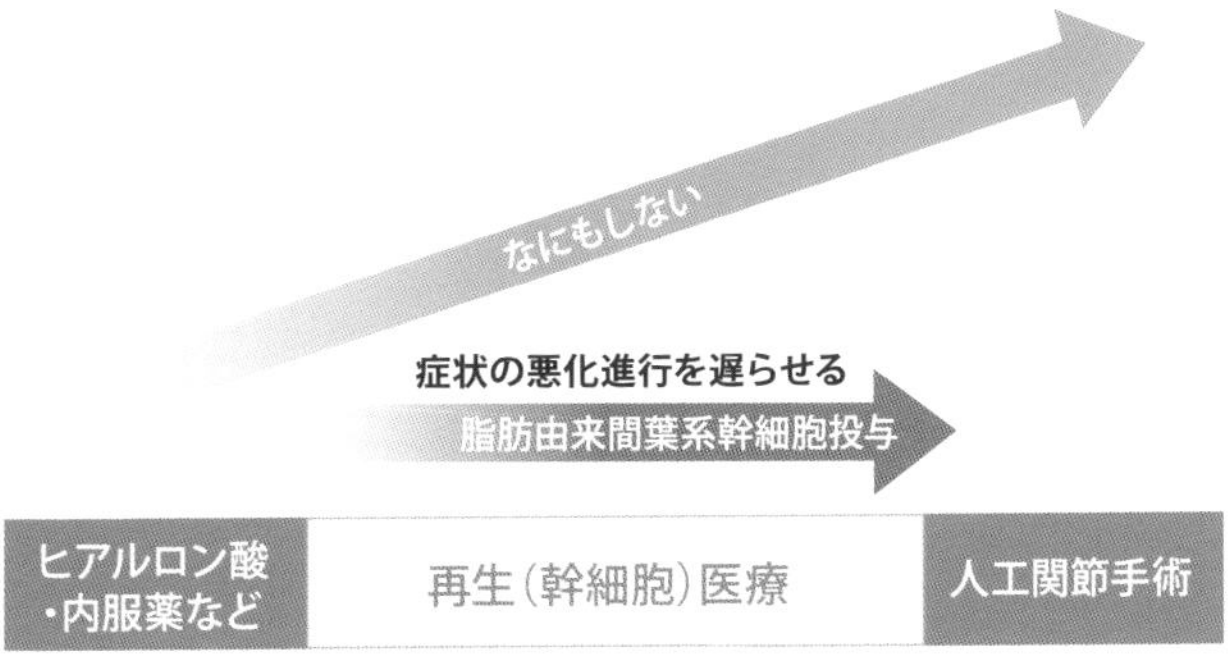

脊髄損傷

脊髄損傷による完全麻痺から少しずつ感覚を取り戻す

交通事故や転倒などによって脊髄が損傷を受け、運動や感覚に大きな障害が生じる脊髄損傷。場合によっては、その後の日常生活に多大な支障を来たす可能性も少なくありません。

渋谷真子さん（１９９１年生まれ）は２０１８年７月にかやぶき職人の見習いとして屋根に登り、作業中に約３メートルの高さから転落。胸髄８番損傷の脊髄損傷になりました。当時はみぞおちから下の感覚がなく、排泄障害も負うことになりました。肛門括約筋の収縮もなく、完全麻痺の診断を受けました。

急性期の治療を終え、リハビリテーション施設での入院・通院リハビリテーションを受けてから、自宅にて下肢装具を付けての歩行ハビリテーションを主に行っていましたが、2021年1月から福岡市のクリニックで幹細胞の投与を開始。3月からは本格的なリハビリテーションが併用されました。変化は少しずつ現れました。自分で力を入れたときに、骨盤周りやお尻の筋肉が動く感じがわかるようになりました。皮膚の奥で何かを感じる、と言うのです。脚に力を入れると、ひざまわりが痒く感じたりもしました。

加えて、排泄障害も改善しました。お腹を下したときのゾワゾワとした感覚が出てきて、トイレに急ぐと排便の失敗がほぼなくなりました。まだ摘便をしていますが、排泄時も出し切れてない感覚がわかったり、踏ん張るような信号を送ると、押し出すように大腸が動くのが実感できるそうです。また、生理痛を感じるようにもなりました。皮膚表面の感覚はまだありませんが、深部での感覚は以前よりわかるようになってきています。

現在、渋谷さんは「現代のもののけ姫Ｍａｃｏ」を運営するYouTuberとして活躍しています。脊椎損傷になった女性のありのままを伝える姿がとても素敵でした。

彼女は現在も治療を続けています。これから先、どこまで改善するか楽しみです。

Chapter 4

「老い」とアンチエイジング

老いの原因①～サビ～

電化製品でも、洋服でも、家でも、どんなものも長く使っているとと古くなってしまいます。車も買ったときはピカピカでも、5年、10年と乗れば、傷がついたり、色がくすんだり、エンジンの具合が悪くなったりします。

「終の住処」と購入した家だって、何十年もたつと、窓が開きにくくなったり、雨漏りがしたり、床がギシギシいったりするようになります。人間の体も同じで、長く使っていれば、あちこちにトラブルが起こっても不思議はありません。

よく言われるのは、「酸化」、つまり、体がサビるということです。

わたしたちが生きていくために欠かせない物質の一つに、呼吸によって取り込んでいる酸素があります。酸素は活動するためのエネルギーをつくり出す燃料とでも言うべきものです。この酸素を体内に取り込む際に、一部が「活性酸素」という酸化の元となる物質に変わります。

活性酸素はわたしたちの体内に侵入した細菌やウイルスを退治してくれる役割を担っている一方で、過剰に発生するとＤＮＡやタンパク質を傷つけ、それらの機能を低下させてしまうと言われています。アンチエイジングに関心がある方は、よくご存知のものかもしれませんね。

例えば、肌の若々しさや美しさを保つ成分をつくり出す細胞が、活性酸素によってダメージを受ければ、当然、シワやたるみが生まれてしまいます。他にもがん、心血管疾患や生活習慣病など、さまざまな疾患をもたらす要因となると言われているのです。

では、活性酸素が及ぼすこうした負の側面と、わたしたちは日々どう共存しているのでしょうか。

それは、わたしたちが元々持ち合わせている抗酸化システムが、活性酸素の発生とのバランスを取ってくれているおかげなのです。

ところが、紫外線や放射線、大気汚染やストレス、喫煙などによって、活性酸素が過剰に発生し、抗酸化システムとのバランスが崩れてしまうと、「酸化ストレス」と言われる状態に陥ってしまいます。頼りになるはずの抗酸化作用のピークは20代と言われているので、加齢によって過剰な活性酸素が発生し、それによってさらに老化に拍車がかかる、という負のループが起こってしまうのも無理はありません。

老いの原因②〜コゲ〜

それから、「体のコゲ」とでも言うべき「糖化」も、老化を促進する一因です。

小麦粉に砂糖や卵を混ぜて、こんがりきつね色に焼き上げたホットケーキを思い浮かべていただくとわかりやすいかもしれません。熱を加えることでタンパク質（小麦粉や卵）と糖（砂糖）が結びつき、コゲた状態を「糖化」と呼びます。こうした反応がわたしたちの体の中でも起きているのです。

普段、わたしたちが食事などで摂った糖質は、インスリンの働きによって肝臓や筋肉に取り込まれ、エネルギー源として使われます。

ところが、過食が続いたり、運動不足によって糖質がうまく取り込まれなくなって高血糖の状態が続くと、血液中の糖が体内のタンパク質と結合してＡＧＥ（終末糖化産物〈ＡＧＥｓとも〉）と呼ばれる老化を促進する物質がつくられてしまうのです。

このAGEが曲者で、皮膚の細胞に沈着すればシワやくすみといった現象を、髪のタンパク質が糖化すると、ハリやツヤが失われパサツキが目立つようになります。また、動脈硬化や腎機能の低下、アルツハイマー病との関連まで指摘されているのです。このように、糖化によって体にさまざまな影響が出ている状態を「糖化ストレス」と呼びます。

他にも、注目されているのが「炎症」です。本来は体内に入ってきた異物を取り除くための発熱や発赤、腫れを伴う防御反応ですが、問題は体内で起きている、ダラダラ続くあまり自覚できないような軽度の慢性炎症だと言われています。歯周病やアレルギー、肥満、喫煙や紫外線などが原因となる慢性炎症は、血管や臓器の細胞を傷つけ、老化を促進してしまいます。

そして、何度も繰り返しお伝えしていますが、加齢による幹細胞の減少も、もちろん老化の大きな一因となっています。

こうした原因による老化は生き物の運命ではありますが、老いるスピードを少しでも遅くする方法が全くないわけではないはずです。

老化はどうやって防ぐの？

車に傷をつけてしまったら、修理工場で直してもらわない限り傷は消えません。

人間の体はどうでしょうか？

転んですり傷ができても、しばらくすると治ってしまいます。人間には治癒力が備わっており、けがをしたところに新しい細胞が集まってきて、勝手に修復してくれるためです。

老化も同じで、細胞が元気ならば、シワやシミができても、新しい細胞でこれらを修復してくれます。しかし、年を取るにつれて、細胞は元気をなくしていき、シワやシミができても修復できなくなっていきます。

いくら化粧でシワやシミを隠して表面上の若さを保ったとしても、本当の意味で老化を防いでいることにはならない、ということはわかりますよね。

やはり、老化を防ぐ唯一の方法は、わたしたちの体をつくっている細胞そのものを活性化させることです。

もちろん、食べ物に気をつけたり、適度な運動を欠かさないようにすることも、細胞を元気にするためには必要です。しかし、根本的に細胞を若返らせたいなら、病気を防ぐのと同じで、幹細胞に注目していただきたいと思います。

ここでは、老化を遅らせる幹細胞治療の例をご紹介したいと思いますが、その前に、老化について、もう少し詳しく見ていきましょう。

食べ物と病気や老化は関係あるの？

わたしたちが日々食べた物が自分の骨や肉になるわけですから、何をどのように食べるかは、病気や老化と無関係ではないはずです。

そんなことは頭では分かっていつつも、食べ物を制限するには強い意志が必要で、これほどまでに美食に溢れた今の日本で食べ物の誘惑に勝つことは至難の技です。

太田氏が重度の糖尿病で苦しんだのは、飽食が原因だと思うとおっしゃっていましたし、当然のことながら、医師からは食事制限をするよう強く言われたそうです。

太田氏も最初のうちはがんばって糖質を取らない食事で我慢していたようですが、ストレスはどんどん溜まっていきました。挙げ句の果てに、「もう我慢なんかしない！　死んでもいいから好きな物を好きなだけ食べてやる！」と開き直り、食事制限はきっぱりとやめてしまったのです。

もし、あのままの状態で何もしなかったら、おそらく細胞がどんどん劣化して、やせ細ってシワシワになり、やがて無残な最期を遂げていたかもしれません。しかし、幹細胞治療に出合ったことで、食事制限にあまり悩まず、健康体になったのです。特に、食いしん坊だとご自身で言われる太田氏にとって、食事制限は苦しく、生きる気力を奪うものだったと言います。

食べ物は新しい細胞をつくるためにはとても大切です。例えば、食品添加物がたくさん入ったインスタント食品や高脂質の食品など、酸化された食べ物を食べ過ぎると、P105でお伝えした老化を促進する酸化ストレスを引き起こす原因の一つにもなります。

ただし、より根本的な細胞再生の仕組みにアプローチすれば、食事はそこまで気にしなくていいとも言えるでしょう。

それでも、食事を無視していいとは言いません。

「腹八分目に医者いらず」とはよく言ったもので、暴飲暴食をせずに、バランス良く適量を食べることは、やはり心がけるべきでしょう。

ストレスが体のサビを促進させる？

ストレスとは外部からさまざまな刺激を受けたときの緊張状態のことです。上司からガミガミ言われたら、腹が立ちます。落ち込みます。自分のキャパシティを超えるほど仕事が忙しいとイライラします。新型コロナウイルスの影響で事業がうまくいかなくなると、将来への不安が高まります。がんと診断されたら、たいていの人は平気ではいられません。すべてストレスです。わたしたちは生きている限り、ストレスとは無縁ではいられません。極端に言えば、生きていること自体がストレスと言えるかもしれません。

逆に、ストレスがあるからこそ、がんばれることもあります。困難なことに立ち向かって、それを克服したときに得られる達成感はまた格別ですね。ほど良い緊張感があったほうが生活にも張り合いができるというもの。わたしたちにとってストレスは、決して悪いことばかりではないのです。

ただし、普段より食欲が落ちたり、眠れない日が続くといった状態に陥ったら、「これはストレス過多かな?」と思ったほうがいいでしょう。

大きなストレスがかかると、P105でお話しした通り、体内では活性酸素という細胞を酸化させる物質が大量に発生します。酸化によって細胞はどんどん元気をなくし、免疫力も低下してしまいます。そのため、病気をしたり老化が進んだりするのです。

とかく現代人は仕事をし過ぎて、大きなストレスを抱えてしまいがちです。

実際に厚生労働省が実施した平成30年労働安全衛生調査では、職場で強いストレスを感じる事柄があると答えた人は58%と、約6割にものぼりました。何に強いストレスを感じているかというと、「仕事の質・量」が6割を占めていたのです。

最近は新型コロナの影響もあって多少改善されているのかもしれませんが、確かに、現代においても朝早くから夜遅くまで働いている人は少なくありません。「働き方改革」などと言われてはいますが、実際のところ、２０１７年度のパートタイムを除く一般労働者の労働時間は年間約２０００時間と、ほぼ20年もの間、横ばいなのです（ニッセイ基礎研究所）。

これでは肉体的にも精神的にもくたくたになってしまい、細胞の酸化が進むのも無理はありません。

また、ストレスがあると、ストレス発散のために暴飲暴食をしてしまうなど、ますます細胞にダメージを与える生活を送りがちです。現にストレスにさらされている人は体調が悪くなる要因を抱えていることになりますし、疲れや精神的な不安から実年齢よりも老けて見えるのではないでしょうか。ですから、なるべく健康的なストレス発散法を見つけられるといいと思います。

でも、中にはとんでもなく忙しい毎日を送っているのに、健康で若々しい人もいます。そういう人はストレスに強い体質なのだと思います。ストレスに強いというのは、活性酸素が過剰に発生しても、それに拮抗する抗酸化作用が機能できるほど細胞が元気だと言えるかもしれませんね。つまり、細胞が元気であれば、少々のストレスではまいらないし、逆にストレスをエネルギーにするだけのパワーをもてる人にもなれるのでしょう。

若返るってどういうこと？

人は細胞分裂を繰り返して成長します。しかしながら、細胞は何度も分裂を繰り返すうちに、劣化していきます。

限界に近づいた細胞は自身が老化するだけではなく、老化を促進する物質をまわりの細胞にまき散らし、組織や臓器の機能の低下を引き起こします。こんなことを言うとお叱りを受けるかもしれませんが、いわゆる世間で言われている「老害」が体内にもあるということです。

若いころは機能が低下した細胞は取り除かれ、新しい細胞が補充されますので、「老害」の影響は最小限に抑えられます。しかし、年を取ると細胞が入れ替わるスピードが遅くなり、徐々に老化が進行していきます。

つまり、若返るということは、細胞が入れ替わるスピードを速めることです。

会社でも、高齢者ばかりになると組織が淀んでしまいますので、若い人たちをどんどん入社させて活性化を図ることがあります。体も若い人（細胞!?）たちを入社させるシステムがきちんと機能することが若返りの秘訣なのです。

アンチエイジングとは？

いつの頃からか、「アンチエイジング」という言葉を耳にするようになりました。アンチ（ａｎｔｉ）は「反対する・対抗する」、エイジング（ａｇｉｎｇ）は「年齢を重ねる」という意味です。この２つの単語をくっつけたアンチエイジング（ａｎｔｉ－ａｇｉｎｇ）は、「心身の老化を抑え、できるだけ若さを保つこと」という意味になります。いつまでも若々しく美しくいたいと思っている方にとっては、まるで甘い蜜のような響きがあるためか、さまざまな健康法、美容法で盛んに使われている言葉です。

わたしたちは1年1年平等に歳を取ります。これは避けがたい現象です。健やかに歳を重ねる分には、それは「正常な老化」として良いことです。しかし、多くの人たちは、ストレスや悪習慣などの問題を抱えて、老化に伴う身体の変化が病的に進行してしまう場合があるのです。これに対抗するのがアンチエイジングですので、実際には「アンチ病的エイジング」を意味しています。

検査によって老化の兆候を早めに診断して、病的な老化によってもたらされる体の変化に医学的介入を行うことで健康寿命を延ばそうとする取り組みが「アンチエイジング医学」なのです。

何となくイメージが先走りしてしまって、一人歩きしている感のあるアンチエイジングですが、日本抗加齢医学会では、アンチエイジングを医学として語るには「元気で長寿を享受することを目指す論理的・実践的科学」でなければならないと定義しています。「なんだか良さそうだな」というムードに流されるのではなく、きちんと科学的な根拠をもったアンチエイジングの方法を選ぶようにしたいものです。

同じ年齢でも老けた人と若い人がいるのはなぜ？

世間で「中年」と呼ばれる年代に開かれる同窓会は、いわゆる「おじさん」「おばさん」が勢ぞろい。

中学校や高校時代のあこがれの王子様やクラスのマドンナとの楽しみにしていたはずの再

会も、いざ会ってみると「あれれ!?」となり、がっかりした経験をお持ちの方もいらっしゃると思います。ところが、中には期待を裏切らず、いつまでも憧れ続けさせてくれるような若々しい人もいます。

年とともに……

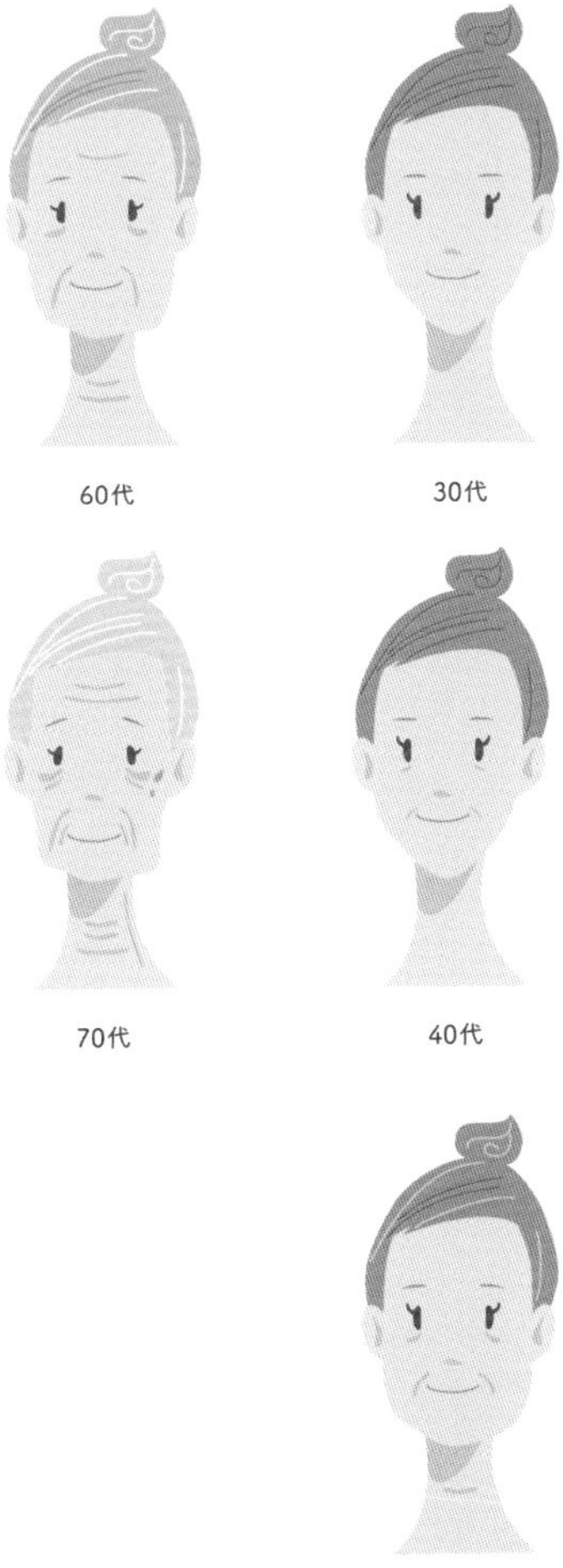

50歳なのに60歳に見える人がいるかと思うと、40歳かと見紛う人がいます。一体この違いは何なのでしょうか？


見た目の年齢を決める大きな鍵は3つ。

「肌」「髪の毛」「体型」です。

まずは肌に透明感があるかどうかがポイントです。肌に水分がなくなって乾燥すると、肌のキメが乱れ、暗く、くすんだように見えます。古い角質が肌の表面にとどまって残り、表面がなめらかではなくなることも、くすみの原因となります。

加えて、シワやたるみも透明感がなくなる原因になります。

次に髪。白髪が増えたり、髪の毛にボリュームがなくなったり、水分が少なくなってパサパサの髪だと、どうしても老けて見えます。

また、お腹がぽっこり出ていたり、二の腕やアゴにお肉がだぶついている体型は、やはり老けて見えてしまいます。体型だけでなく、姿勢も背中が丸まっていたりすると、どうしてもお年寄りに見えてしまいがちです。

では、こうした老化を遅らせる実際の治療の例を見てみましょう。

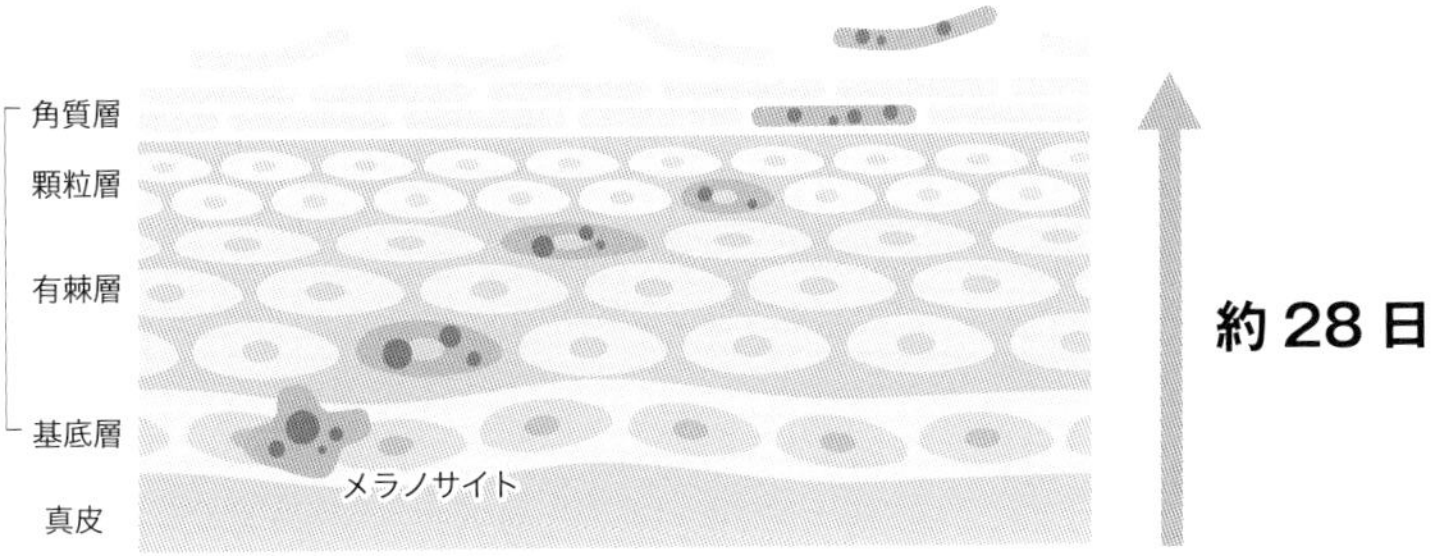

シミやシワはどうしてできるのでしょう？

年を取ると、皆さん少なからず悩みを持つシミやシワはどうしてできるのでしょうか。

皮膚は紫外線などの刺激を受けると、メラノサイトという色素細胞が活性化してメラニンという物質が多くつくられます。メラニンは黒い色素で、もともとは紫外線から肌を守るために存在しています。このメラニン色素が肌に沈着したものをシミと呼ぶのです。

通常であれば、肌の底の細胞がどんどん表面に上がってきて垢としてはがれ落ちる「ターンオーバー」という肌の生まれ変わりの仕組みによって、メラニン色素は古い表皮細胞と一緒に28日ほどで自然に排出されます。

若い頃は海で日焼けしても1カ月もたてばもとの肌に戻りますが、これはターンオーバーが順調だからです。

ところが年を取ると、ターンオーバーが乱れてきます。30代から40代では、ターンオーバーに45日かかるとも言われているようです。

他にも、睡眠不足やストレス、食生活の乱れや疲れなどがターンオーバーが乱れる原因になります。ターンオーバーが乱れると、メラニンは皮膚に残ってしまいます。これが、のちのちシミになるのです。

次に、シワができる原因はいくつかあります。

肌が乾燥してがさつくと細かいシワができ、それを放っておくと大きなシワになります。

また、紫外線のダメージを受けると、肌の潤いやハリを保つタンパク質であるコラーゲンが減少してシワができやすくなります。

一方、眉間のシワや口元のシワなどは表情によってできるものです。肌にハリがあれば笑ったときにできるシワはすぐに消えますが、老化すると跡が消えなくなってしまうのです。

朝、目が覚めて顔を洗おうと鏡を見ると、枕の跡がクッキリ！　なかなか消えずに焦ったことはありませんか？　若い頃にはすぐに消える跡も、年を取ってハリがなくなり、たるんでくると、なかなかそうはいかなくなってきます。

若々しい肌になりたい方も、幹細胞治療をすれば、くすんだ皮膚に新鮮な細胞が供給されるため、肌にも良い影響を与えます。

ただ、血管内を巡回する幹細胞は、緊急性を要する部位に優先的に行きますので、美肌に特化したいと思えば、もっと効率的に肌を若返らせる「線維芽細胞」を移植する方法がおすすめです。

線維芽細胞移植後の経過

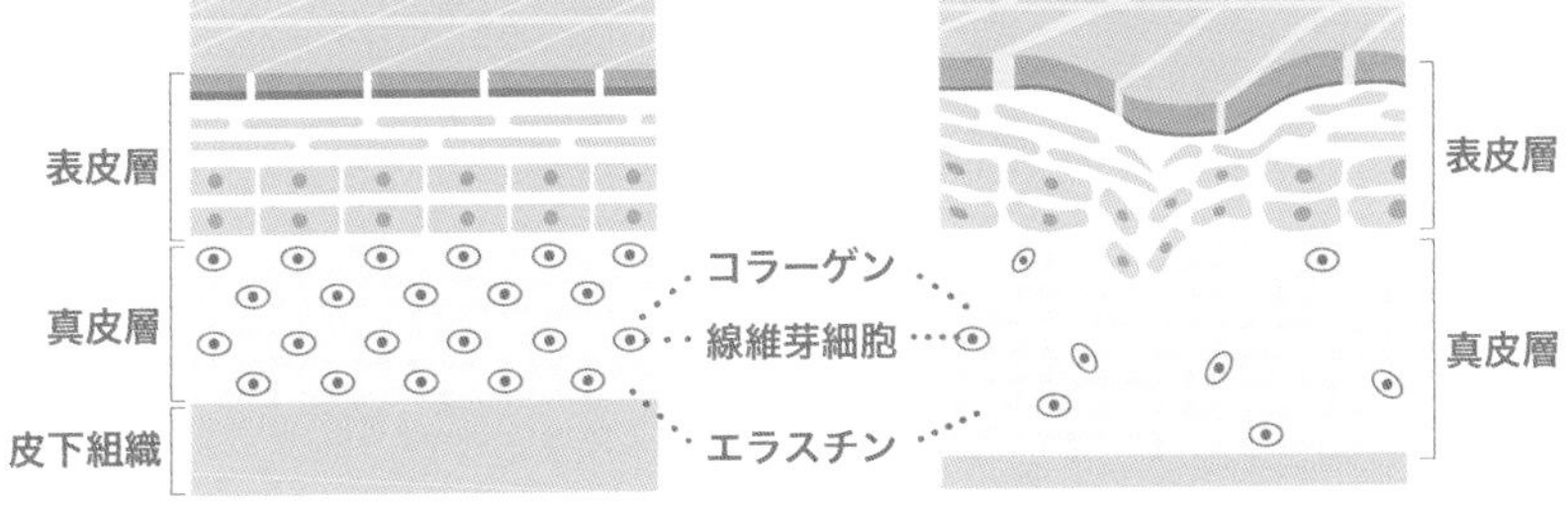

線維芽細胞を移植する

わたしたちの皮膚にもたくさんの幹細胞があります。

その幹細胞が生み出しているのが皮膚の奥にある真皮層に存在する「線維芽細胞」です。線維芽細胞はコラーゲン（細胞をつなぐ役割を担い、肌にハリや弾力を与えるタンパク質の一種）やヒアルロン酸（細胞間にあって水分を蓄える糖質の一種で、細胞同士を繋いだり、クッションの役割をする）、エラスチン（コラーゲンを束ねている弾力性が特徴的なタンパク質）といった美しい肌を保つための成分をつくり出す細胞です。

真皮層にある線維芽細胞は、コラーゲンやヒアルロン酸、エラスチンを絶えずつくりだしているわけではなく、細胞が紫外線やフリーラジカル（ウイルスや細菌、カビなどを防ぎ、感染症予防の役割も担う活性酸素だが、過剰につくられると、体を酸化させ、さまざまな病気やガンの原因になると言われる）などで壊されたときに、必要な量だけ新たにつくられています。

また、皮膚が傷ついたときにも、盛んにコラーゲンなどのタンパク質をつくり始め、傷を修復します。健全な肌を維持するための司令塔のような役割が、線維芽細胞には備わっていると考えられます。

ところが、加齢によって線維芽細胞が減少したり、働きが弱くなると、シワやたるみなどの老化現象を引き起こします。

線維芽細胞は自分の皮膚から採取し、それを約1万倍に増殖・培養します。元気な繊維芽細胞をたくさんつくって、加齢の気になる部分に注射で移植するのが、線維芽細胞治療です。

たとえば、目尻のシワが気になるなら、その部分に線維芽細胞を移植します。すると、コラーゲンやヒアルロン酸、エラスチンがどんどんつくられますから、目尻に

線維芽細胞移植後の経過

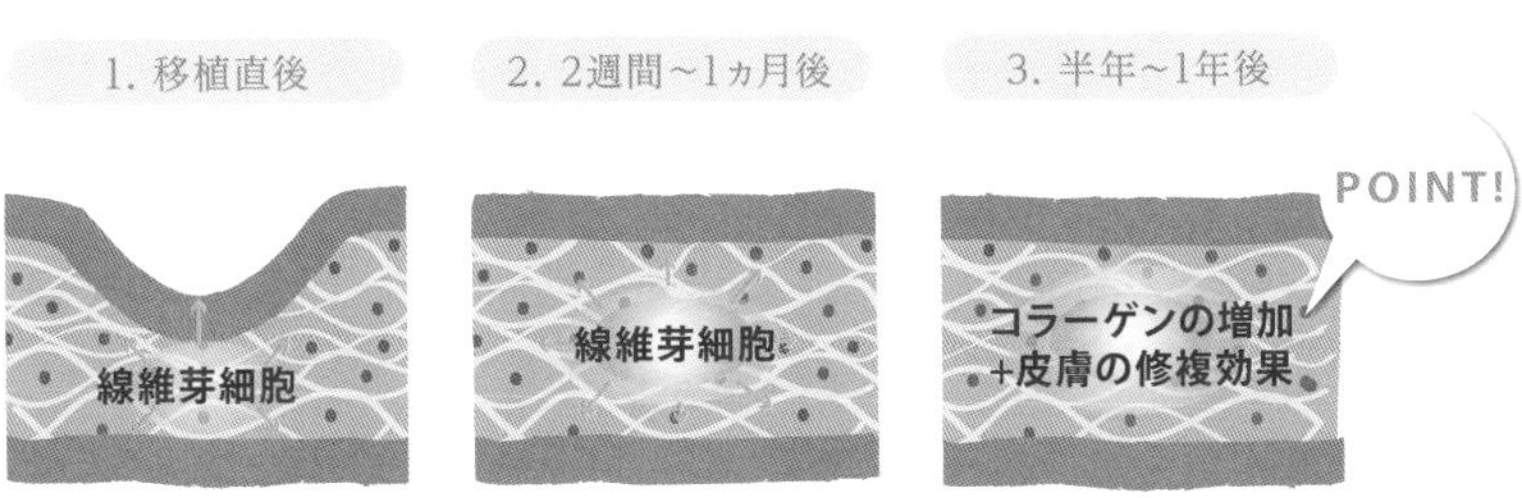

移植しただけで顔全体が若返ったようだと喜ぶ方もいらっしゃいます。

毛穴や目の下のたるみが目立たなくなった

30代後半の女性です。かつては「25歳がお肌の曲がり角」などと言われましたが、30代後半と言えば、肌の衰えをありありと実感する年代です。そこで、この女性も少しでも若々しい肌でいるためにはどうしたらいいか、いろいろ情報を集めたようです。

一般的に肌の老化にはヒアルロン酸の注入が良いと言われていますが、効果が持続しないと言う声もあり、自分の体に人工のものを入れることにも抵抗があって、なかなか踏み切れずにいました。

線維芽細胞治療と他の美容法との比較

線維芽細胞治療は、加齢とともに減少していく線維芽細胞を移植することで、肌機能そのものの再生を促す治療です。ヒアルロン酸注入のような急激な改善・変化ではなく、自然に症状の改善が進みます。

療法	原料	持続時間	副作用
線維芽細胞治療	**ご自身の線維芽細胞**	**約2～3年**	**ほとんどなし**
ヒアルロン酸	非動物由来の成分	数カ月	少ない
ボトックス	ボツリヌス菌の毒素	数カ月	通常の薬剤レベル
サーマクール	RF（高周波）	約半年	少ない

線維芽細胞移植による再生美容の適応症状

加齢とともにシワやたるみが目立ち始める部位への効果が期待されます。

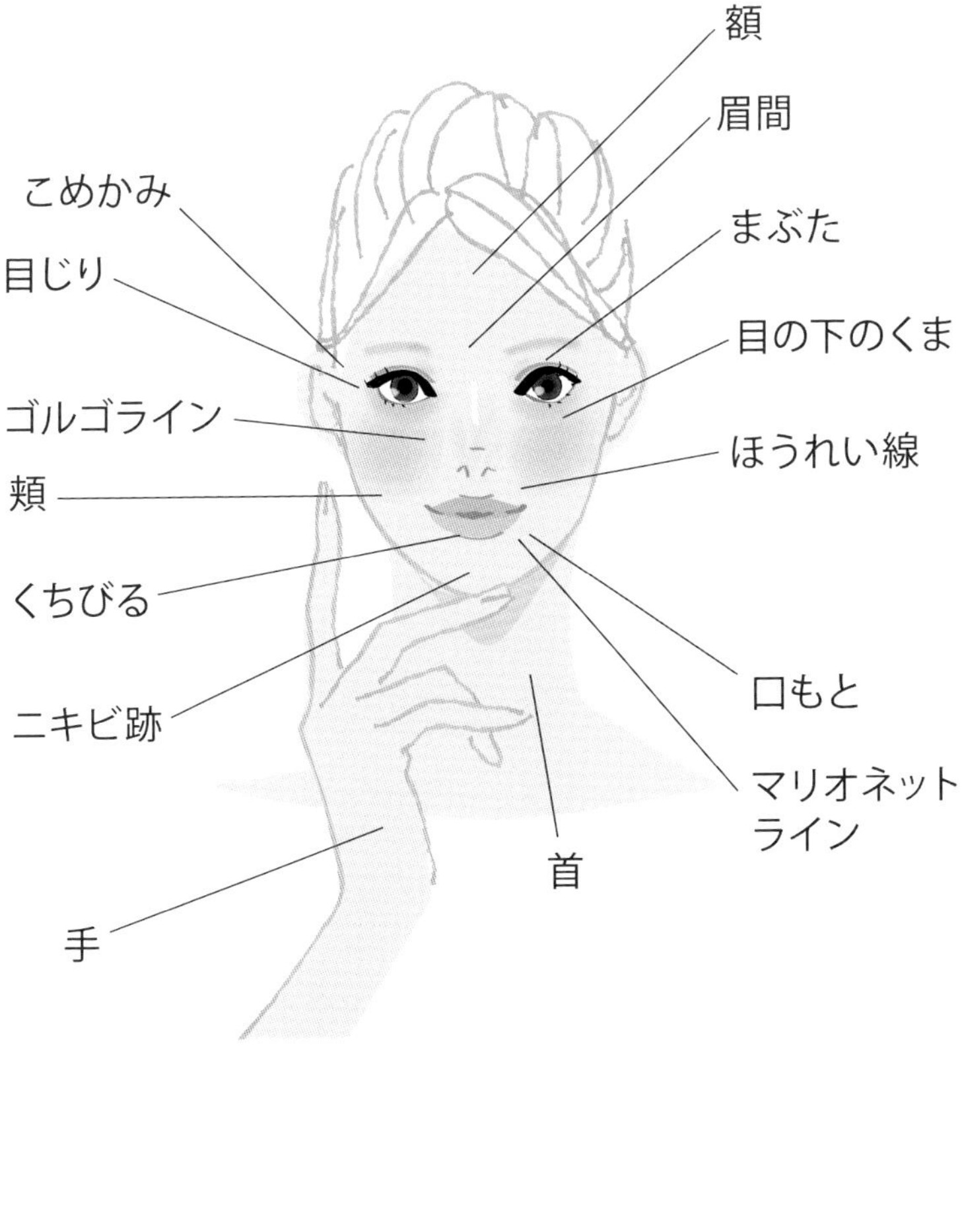

そんなときに幹細胞治療のことを知ったと言います。

線維芽細胞移植は自分の細胞を培養して体に戻す治療法ですから、自分の体内に元からある細胞を使えば、きっと副作用も出にくいだろうし、もしかしたら持続力もあるのでは？と思い、彼女は治療を受けることを決心したそうです。


何度か受けるうちに、次第に変化を感じられるようになってきました。気になって仕方なかった毛穴や目の下のたるみ、シワが目立たなくなってきたのです。

うれしいことに鏡を見るたびに、顔全体が若返っていることが確認できたことで、どんどん自信がついてきたようです。


肌の悩みを抱えてクリニックにいらっしゃる方は少なくないそうです。

40代後半の方は、「年齢が出る」と言われる首のシワがなくなり、そのうえ顔はもちろん、意外と人から見られている手の甲のシワも少なくなった、と喜ばれたということです。

60代の女性の方は、これまでヒアルロン酸や、シワに効果があると言われているボトック

線維芽細胞移植によって期待できる2つの効果

■肌のエイジングケア

加齢によってできた深いシワやたるみ、肌のくぼみなどを、肌の内側から改善に導きます。また肌機能も改善されるため、ハリやツヤもよみがえります。

■肌劣化を遅くする

線維芽細胞の量が増えることで、肌の組織と機能そのものが若返るため、改善した肌の維持効果も期待できます。また移植後の劣化スピードも、何もしない肌と比べて遅くなることが期待できます。

（老化スピードの比較イメージ図）

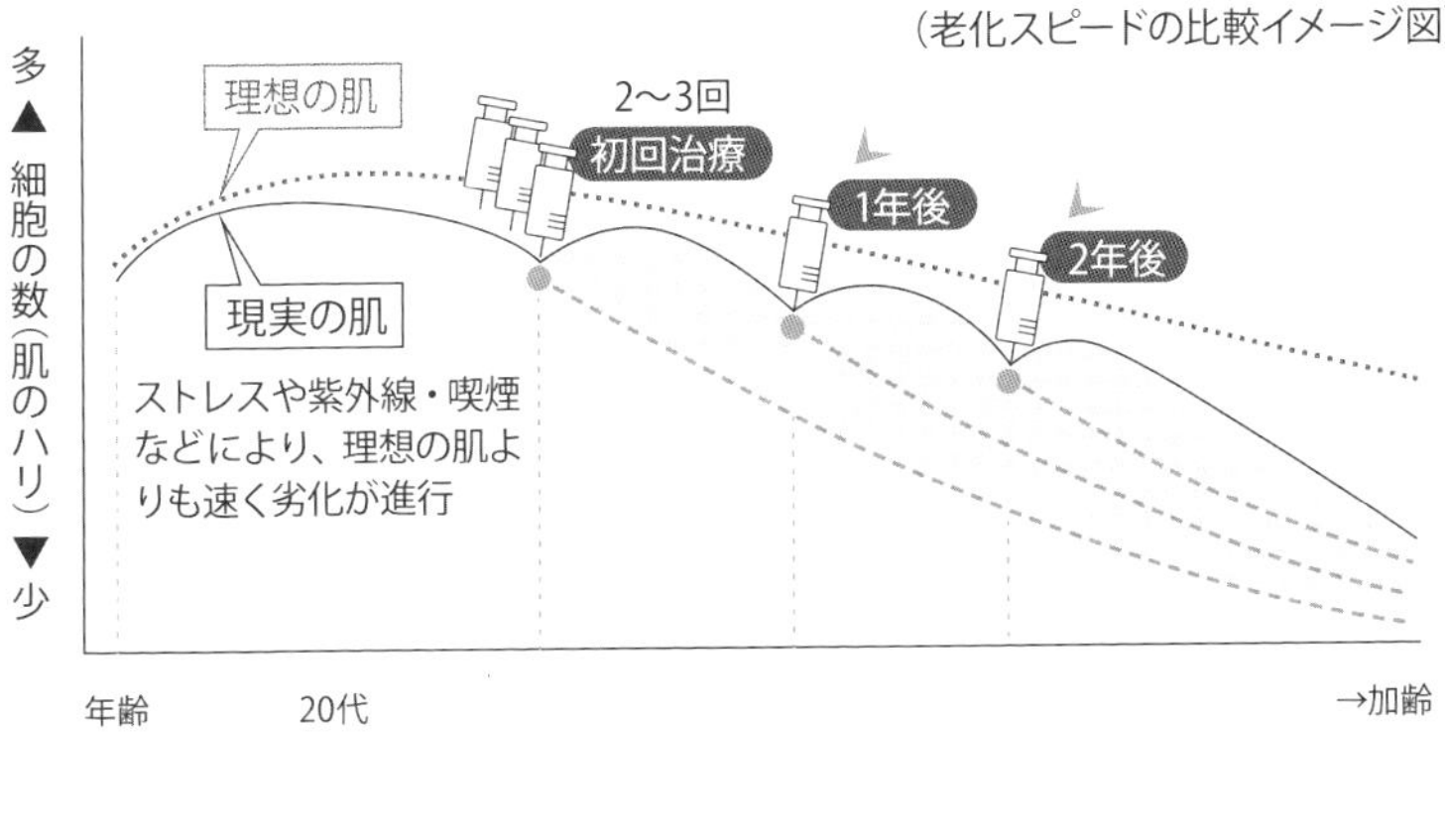

幹細胞バンキングという手段も!?

ナチュラルハーモニークリニックが委託している「特定細胞加工物製造事業者」である細胞培養センター（CPC）で治療に使用する線維芽細胞を増殖・培養したのち、移植に使う分以外を凍結保存することができます。

マイナス196℃で保管された線維芽細胞は、数年後～10数年後に再び肌へ移植することが可能です。いわば時間を超えたタイムカプセルであり、将来の治療に備えられます。

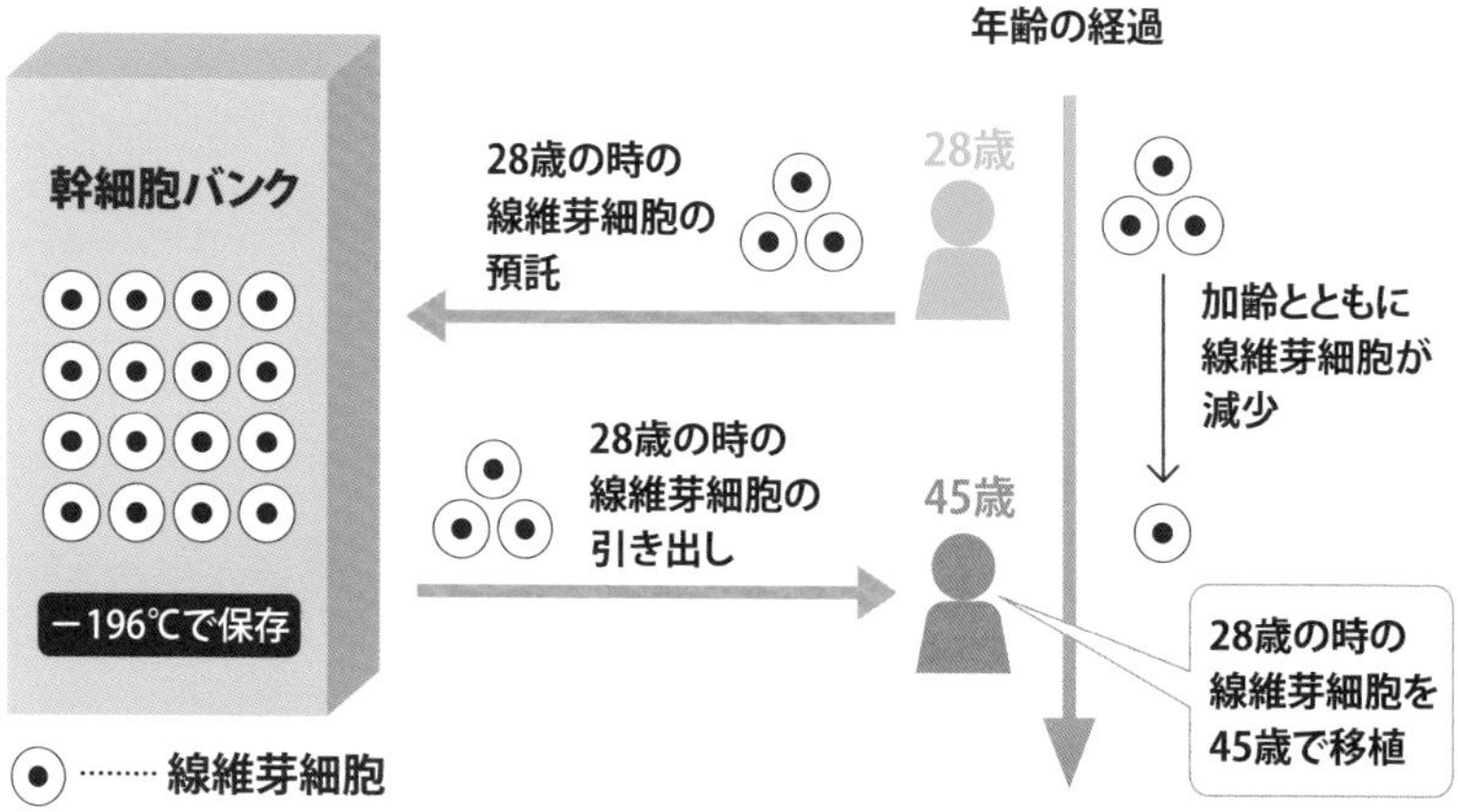

ス（ボツリヌス菌がつくり出すタンパク質が神経の働きを抑制することを利用して、シワの改善をはかる方法）の注入など、いわゆるアンチエイジングのための治療をずいぶんと受けてきたそうです。でも、ある程度の時間がたつと、また元に戻ってしまうことに悩んでいました。そこで線維芽細胞移植を受けることにしたと言います。

線維芽細胞移植はヒアルロン酸のように即効性はないけれども、じわじわと良くなっていくのを感じ、目のまわりや目尻のシワが少なくなり、気になっていたほうれい線も浅くなったそうです。

肌の悩みは決して女性だけのものではありません。この60代の女性が若返っていくのを見て、とうとうご主人も同様の治療を受け始めたというのですから、効果のほどが分かります。

50代前半の男性の方も治療を受けられたそうです。額にくっきりと刻まれたシワがずっと気になり、シワのせいで、他人に威圧感を与える顔だと言われていたようです。

当のご本人はとてもやさしい方だそうですが、いかんせん額のシワがマイナスの印象を与えてしまっていました。そこで、線維芽細胞移植を受けたところ、シワが薄くなっていったそうです。それも自然にジワジワと消えていったので、治療を受けたことにまわりも気づかなかったようです。

シワのせいで周囲に与えていた威圧感がなくなったからか、それともシワがなくなったことで、ご本人に心境の変化があったからかは分かりませんが、治療を受けてからは悩みの種だった人間関係も円滑に行くようになったと言います。

よく「人は見た目よりも中身が大切だ」と言われますが、外見が若々しくなったり、外見の悩みが解消して自信がもてると、以前は躊躇していたようなことも積極的に取り組めるようになったりもします。

ご本人にとって外見の悩みがなくなることはもちろんうれしいことでしょうが、さらに外見が内面に良い影響をもたらす相乗効果も、見逃せないメリットだと、わたしは思います。

髪の毛が薄くなるのはどうして？

さて、先ほどもお伝えしたように、老けて見える大きな要因の一つとして、髪の毛の状態が挙げられます。

巷では育毛剤がずいぶんと売れているようです。それだけ髪の毛を気にしている人が多いということでしょう。

日本人の20代から50代の男性の3人に1人は悩みを持っていると言われる薄毛。そのほとんどはAGA（Androgenetic Alopecia・男性ホルモン型脱毛症）と言われ、薄毛の進行具合によって全体的に髪が薄くなったり、生え際や頭頂部の毛髪が薄くなったりします。

AGAは遺伝的要素や加齢などの要素が絡み合って発生する生理的な自然現象です。主に男性ホルモン（テストステロン）の影響が最大の原因と考えられています。

そのメカニズムとしては、

①男性ホルモン（テストステロン）が「5α－リダクターゼ」という酵素と結びつくことで、悪玉の男性ホルモンと呼ばれるジヒドロテストステロン（DHT）がつくられる

②DHTが毛乳頭細胞に存在する男性ホルモン受容体と結合し、成長期が短くなる

③毛髪が太く長い毛に成長する前に抜けてしまう

健康なヘアサイクルと乱れたヘアサイクル

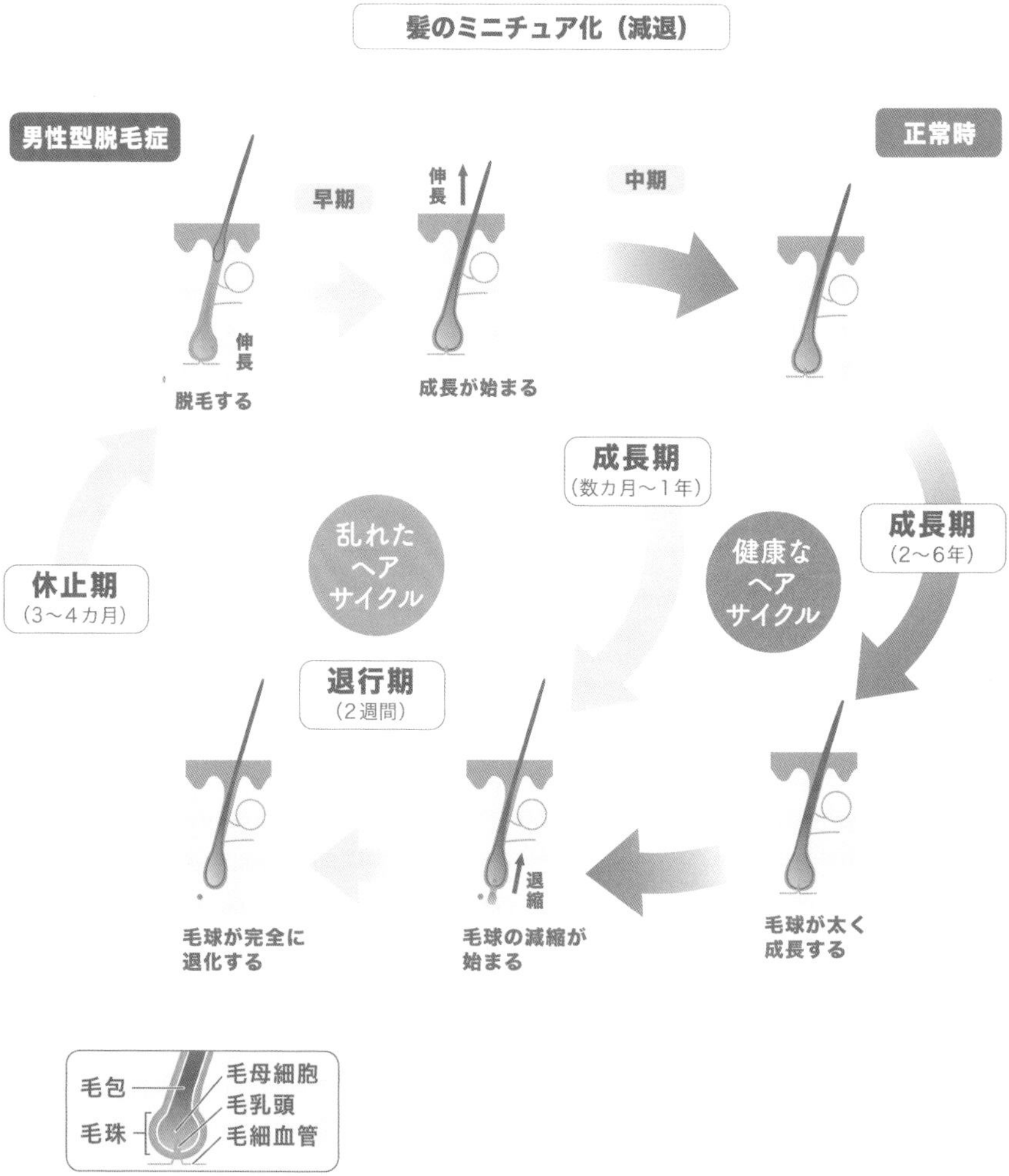

といった乱れたヘアサイクルを繰り返すため、十分に成長しない細く短い毛髪が多くなり、全体として薄毛が目立つようになってしまうというものです（P132図）。

DHTが悪玉と呼ばれる所以は、青年期のニキビ、壮年期の前立腺肥大症、AGAの原因になるからです。

AGAは遺伝的素因で5α-リダクターゼが多い家系で起こります。この酵素が多いと、良い男性ホルモンをせっせと悪玉のDHTに変換してしまうので、DHTのレセプターが多い頭頂部や前頭部から成長期の期間が極端に短くなり、薄毛になってしまいます。これがAGAの主な原因ですが、過度なストレスなどでテストステロンの分泌が減り、代わって5α-リダクターゼが活性化、その結果、DHTが増えてしまう、というパターンも見られます。

薄毛の問題は男性だけではありません。女性型脱毛症（FAGA）と呼ばれる女性の薄毛に悩む女性も少なくないのです。

加齢によって体内の女性ホルモン分泌量が減少しているにもかかわらず、変わらずにある男性ホルモンのほうが強くなることが原因と考えられます。髪の毛が細くなりコシがなくなってきた、分け目が目立つ、頭皮が目立ってきた、といった症状がある方はＦＡＧＡかもしれません。ＡＧＡと同様、ＦＡＧＡも遺伝的な要素が強いと言われています。

さらに薄毛を促進する原因として、頭の脂の酸化物質、頭皮の血流障害（頭皮コリ）、17型コラーゲン（毛包幹細胞の基底膜にあり、毛包幹細胞と毛包を繋いだり、髪の成長のサポートや抜け毛を防ぐ役割がある）などの影響があると考えられています。

薄くなった髪の毛は復活するか？

髪の毛に関しては、Ｐ86でお話しした幹細胞を培養するときに出る幹細胞培養上清液を使います。

髪の毛が薄くなるのは、男性にとっても女性にとってもショックなものです。

ある男性は鏡の中の地肌がはっきりと見えている自分に気づいたとき、若さをなくしたようで寂しくなったそうです。

また、もともと髪の毛が細く、コシがなかったという30代後半のある女性も、加齢とともにさらに気になるようになったと言います。髪が薄くなると、常に分け目を気にしたり、希望のヘアスタイルを諦めざるを得なかったり、と悩みは尽きませんでした。

出産も予定していた彼女は「産後は髪の毛が抜ける」と聞いてからさらに不安が募っていき、「今できることを！」と治療を決心したと言います。


この上清液には、培養しているときに幹細胞から放出されたサイトカインと呼ばれる細胞を元気にさせる物質がたくさん含まれています。詳しくはＰ88の上図を見ていただければわかると思いますが、肌を再生する因子、血管を新生させる因子、神経を修復新生する因子、免疫を調整する因子、骨の形成を促進する因子などが含まれているのです。


この上清液を頭皮に注射で入れます。

すると、毛包（毛根を保護）が回復し、毛母細胞（髪を形成する細胞）が活性化され、頭皮の環境の改善や発毛を促すと言われているのです。

髪の毛が気になってきたら、早めに手を打つこと、これが大切です。

「培養上清」の品質にご用心！

自治医科大学（吉村浩太郎教授）や同志社大学のわたしたちの研究室では「培養上清」療法を実施している医療施設、あるいは導入予定の施設から依頼を受けて、実際の「培養上清」の品質に関する調査を行っています。

「培養上清」という名称であっても、成長因子がほとんど含まれていないものがあります。それでは全く効果が期待できません。

また、幹細胞の培養は、未知の病原生物の混入を防ぐために、無血清培養（ヒトアルブミンを添加しない培養）が原則です。しかし、本来含まれてはならないはずの人由来アルブミンが含まれている「培養上清」が見つかったのです。

次ページの表に一部の結果を示しました。データがまとまったら消費者庁に報告する予定です。海外から輸入された「培養上清」には、成長因子（ＨＧＦやＴＧＦ－β）が検出されず効果が疑わしいもの、アルブミンが多量に検出されたものがありました。

COLUMN

「培養上清」の導入を計画している医療従事者には、質の担保された「培養上清」を選択することに留意してほしいと思います。また、原液を薄めて使用している医療機関もあるようです。利用者はこの点も注意してください。

培養上清中のHGF濃度の調査結果
（提供：自治医科大学　吉村浩太郎教授）

会社	HGF濃度（pg/ml）	由来
テレバイオ社	120,000	脂肪幹細胞
A社	13,184	脂肪幹細胞
B社	406	脂肪幹細胞
C社	1,265	歯髄幹細胞
D社	2,363	歯髄幹細胞
E社	6,390	脂肪幹細胞
F社	10,964	脂肪幹細胞
G社	5,492	脂肪幹細胞
H社	3,903	臍帯幹細胞
I社	6,772	脂肪幹細胞
J社	2,071	脂肪幹細胞
K社	6,423	脂肪幹細胞
L社	2,142	脂肪幹細胞

＊ナチュラルハーモニークリニックではテレバイオ社の製品を使用しています。

COLUMN

培養上清中のTGF-β2濃度の調査結果

（提供：同志社大学　八木雅之特任教授）

サンプル番号	幹細胞の由来	原液中TGF-β2濃度（pg/ml）
1	脂肪	6.5
2	脂肪	19.6
3	脂肪	検出できず
4	脂肪	16.3
5	脂肪	99
6	脂肪	132.2
7	脂肪	46
8	脂肪	22.9
9	脂肪	39.4
10	脂肪	検出できず
11	臍帯	6.5
12	脂肪	検出できず
13	臍帯	検出できず
14	歯髄	検出できず
15	歯髄	検出できず
16	間葉系幹細胞	検出できず
17	間葉系幹細胞	検出できず
18	間葉系幹細胞	検出できず
19	臍帯	402.3

主治医が驚くほど早く骨折が完治

また、老化に対して特定の悩みがない方にも、幹細胞治療の効果は現れているようです。40代後半の男性の方は、もともと30代に見られるような若々しさで、体力もあり、健康にも何の問題もありませんでした。

そんな彼が幹細胞治療を受けたのは、今のパワフルさや若さをできるだけ長く保っていたいと思ったからだそうです。とは言え、効果については半信半疑でした。多くの人に知られている治療法ではないので、信じ切れないのも当然のことです。

この方は治療を2回受けましたが、特別に効果らしきものは感じなかったそうです。どこか体の具合が悪い状態で治療を受けたのなら変化はわかりやすいのですが、彼はすこぶる健康ですから、劇的に何かが起こるということはなかったのです。

「せっかく治療を受けたのに、あまり効果がなかったな」とがっかりしていたところ、不運なことに事故で足を骨折してしまったと言います。

経験したことがある方はお分かりのように、これほど医療が進歩した現代においても、骨折には特別な治療法はありません。ギブスで固定して骨がくっつくのをただひたすら待つだけです。彼もギブスで不便な生活を余儀なくされながらも、定期的に整形外科に通いました。すると、何回目かの受診のとき、医師が「あれっ」という顔をしたというのです。どうしたのだろう？　と思っていると、医師が「もう骨がくっついています。でも、どうしてこんなに治りが早いのだろう？」と首を傾げながら言うのです。

彼が、思い当たることといえばただ一つ。幹細胞治療を受けたことです。幹細胞治療のおかげで骨の再生が早まったに違いない！　彼は治療を受けた甲斐があったと、とても喜んでいました。

効果の実感には個人差があるとは思いますが、体内では確実に幹細胞がせっせと頑張ってくれているようです。

NK細胞を活性化させてがんを予防

予防という観点で言えば、2人のうち1人はがんで亡くなると言われるこの時代に、がんの予防ができたら希望が持てると思いませんか。

実は、免疫細胞を活性化させてがんを予防しようという方法もあります。

がんは予防が一番です。そのためには免疫システムがとても大切です。

NK（ナチュラル・キラー）細胞というリンパ球があります。血液中に10～20％ほど存在していて全身をくまなく点検し、がん細胞やウイルスに感染した細胞を見つけ出して排除してくれる免疫細胞です。

この免疫細胞は、加齢や食事、睡眠、ストレスなどの影響を受けやすいことでも知られています。

血液細胞なので造血幹細胞からつくられますが、NK細胞を活性化させるには幹細胞を経由しないで、NK細胞そのものに直接働きかけることが肝要です。

まずは患者さんから採血します。そこからNK細胞を分離して、これを3週間ほど培養し、約千倍に増やして体内に戻します。

患者さんの体内では、活性化したNK細胞が一気に増えるわけですから、がん細胞を見つけ出すのも、追い出すのも、容易になります。がんの予防につながるということです。

埼玉県立がんセンターが、男女3500人をNK細胞の活性度が「高い」「中程度」「低い」の3グループに分けて11年間追跡調査をしたところ、NK細胞の活性度の低いグループは、ほかのグループに比べてがん発生率が1・7倍になったという調査結果も出ています。

不老不死になれるの？

人はある程度のお金も名誉も手に入れると、次にいつまでも若々しく、ずっと生きていたいという欲求が出てくるようです。紀元前221年に初めて中国を統一した秦の始皇帝（紀元前259―紀元前210）が、家臣に不老不死の薬を探すよう命じたことは有名な話です。

2016年、『ネイチャー』という有名な科学雑誌に「人類の年齢の限界は115歳」という論文が出ました。他にも120歳まで生きられるという説を唱えている方もいます。記録のうえでもっとも長生きしたのは、1997年に122歳で亡くなったフランス人の女性だと言います。長寿国の日本でさえ、115歳を超えた人はわずか1桁台しかいないのです。

しかし、ただ生き長らえればいいというわけでもないですね。毎日が楽しくて仕方のない長生きならうれしいですが、満身創痍の状態で長く生きているのはかえってつらいと思う方も、少なくないのではないでしょうか。「長く生き過ぎた」「早くお迎えがきて欲しい」と思いながら、それでも生き長らえるのは、少なくともわたしにとっては本望ではありません。

生身の体である以上、残念ながら誰も不老不死にはなれません。いつかはお迎えがやってきます。でも、老化を遅らせることによって、ＱＯＬの高い楽しい人生を送ることはできるはずです。

生き方そのものを変える幹細胞治療

これまでにも少し触れて来ましたが、幹細胞治療はわたしたちの体の健康だけではなく、心の健康にも役立っていると思っています。これは、実体験した太田氏の感想でもあります。治療を受けてみて、気力が湧き上がってくるのを感じたと言い、続けてこうも話してくださいました。

「私は、精神と健康は密接に関係していると思います。大きなストレスを受けると病気になりやすいというのは、精神状態が健康に影響を与えるからです。

逆に、健康の状態も精神に影響を与えます。どこかに痛みや不快感があれば、心穏やかではいられませんし、気持ちも萎えてしまいます。

体調が良くなれば希望が生まれ、生きる気力や積極性が出てきます。細胞が元気になれば前向きに生きられるのではないでしょうか。

幹細胞治療は、人を病気から回復させ、若々しい肉体にするばかりではなく、その人の生き方そのものを変える、と私は実感しています。

現に、体の中で数10兆個の細胞が躍動している感覚があります。それを感じると、ついウキウキしてしまいます。毎日が楽しくてたまりません。

あなたもご自身の体に尋ねてみてください。

『あなたの細胞は今、どんな状態でしょうか?』」と。

COLUMN

老化は病気!?

『LIFESPAN ～老いなき世界』（デビッド・A・シンクレア、マシュー・D・ラプラント著　東洋経済新報社）が世界的なベストセラーになっています。

多くの人は「老い」は誰にでも訪れる逃れようのないものと思っているはずです。だんだん老化し、病気になって死んでいくのは当たり前。お釈迦様も「生老病死」の四苦からは逃れられないと言っているのですから。

ところが、この本には「老化は病気だから治療できる」と書かれているのです。

糖尿病も認知症も末期のがんも、現代医療ではもっぱら症状を抑えることに注力し、根本的な病気の治癒まで期待できません。言ってみれば対症療法です。どんな病気もその根底には老化があるのだから、老化を治療してしまえば、どんな病気にもならないというこの本の話には驚くと同時に、太田氏もわたしも強く賛同しました。

シンクレア博士は「人は120歳まで生きられる」と言っています。それも、若いまま120歳まで生きて、寿命がきたらぽっくりと死ねるというわけですから、こんな夢のような話はありません。老化は仕方がないと諦めざるを得ないものではないのです。老化を防ぐ方法を見つければいい。

その一つとして幹細胞治療が挙げられると思います。

博士によると、老いの本質はDNAの損傷による細胞の機能の混乱だということです。病気も老化も細胞に原因があるというのは、わたしがこれまで話してきたことと合致します。

それならば、不健康な細胞は排除し、健康な細胞をどんどん補給するシステムが体内で確立されればいいわけです。つまりは、幹細胞を元気にすることです。

若い体と気持ち、若い頭脳で120歳まで生きる世界を想像してください。

バリバリと仕事もできる。スポーツも楽しめる。頭脳も明晰。アイデアが次々と浮かぶ。お金も稼げる。セックスだって大丈夫。100歳で結婚して子どもとひ孫が同級生でも不思議でも何ともない。

COLUMN

死はどうしたって免れようがありませんが、それだって、病気で長く寝たきりになったり、苦しむこともないのですから、ちょっと海外旅行に行ってくる、くらいの気持ちで、穏やかに迎えられるかもしれません。

もちろん家族や友人とのお別れは寂しいかもしれませんが、120歳までの命が保証されていれば、いくらでもお別れの準備はできます。

『LIFESPAN〜老いなき世界』のような本が出版され、世界中の人に読まれているということは、そこに何らかの真実があるからだろうと、わたしは感じています。

幹細胞治療は、まさに120歳時代の入り口をわたしたちに示してくれているのではないでしょうか。

おわりに

●太田清五郎

幹細胞治療によって、重度の糖尿病で絶望状態にいた私自身が健康になって、人生をやり直しできました。いまでは、病気になる前よりももっと輝ける毎日を送っています。

ビジネスの世界で生きてきた「経営者」「投資家」と言うと、計算高い人間だと思われがちですが、優秀な経営者、投資家は単に目先の損得を追いかけるだけでなく、計算の根底に、将来を先取りする洞察力・先見性をもっていなければいけません。私もそうなりたいと常々思っていました。

私は、幹細胞治療こそ、未来の治療の柱になると確信しました。投資をする価値を見出したのです。そこで、自分が優秀な投資家であることを幹細胞治療で証明できるかもしれないと、ワクワクしながら米井先生のインタビューにお答えしました。自分の洞察力・先見性を試す大きなチャンスでもあるし、実際に、私はこの勝負に勝てると確信しています。

不老長寿は人間の夢です。

権力を握った人は、必ずと言っていいほど、不老長寿を追い求めます。かつてはどれほど権力やお金があっても不可能だったことが、幹細胞治療があれば、不死は無理でも、いつまでも若々しく、十分に満足してあの世へ行くことが夢ではなくなってきます。

もし始皇帝が幹細胞治療のことを知ったら、いったいどんな顔をするでしょうか。おそらくこの治療を持ち帰った家臣には、惜しげもなく金銀財宝を与えるでしょう。

まさに投資の世界です。

多くの人が求めることを世に広めるのが投資です。権力者ばかりではなく、すべての人間の究極の欲望である不老長寿を世に出せるとしたら、投資家冥利につきます。

私は、いつも人助けをしたいと考えているような立派な人間では決してありませんが、幹細胞治療が広まれば、結果的に多くの人が老いや病いという苦しみから逃れることができると思っています。喜んでくれる方が増えれば、私も投資をした甲斐があるというものです。

本書が、一人でも多くの人の悩みや苦しみを解決するきっかけになってくれることを願っています。

とりわけ、今は世界中を震撼させている新型コロナウイルスをはじめとして、まさに激動の時代の真っ只中です。

戦後以来の危機的な経済状況に、日本だけではなく、世界各国が陥っています。不安やストレスを抱えている方もたくさんいらっしゃるでしょう。

でも、そんな中でも希望はあります。

今がどれほど苦しくても、健康で長生きさえすれば、いつかは必ず良いことがあると、私は信じています。

どうか皆さまが健康で、希望のある日々を送れますように――。

そう祈っています。

また、本書をナチュラル・ハーモニークリニック総括院長であった、故松山淳先生に捧げます。開院以来、私の師としてご指導いただきました。

心より感謝しております。

米井嘉一

はじめに、自身が自ら実験台になっていると述べました。今の段階は、成長因子を含む幹細胞培養上清を生成したものを点滴で受けているところです。培養上清で効果が現れるのであれば、脂肪幹細胞療法を行えば、身体に定着した細胞たちが成長因子をつくり続けてくれるわけですから、効果が持続するはずです。

脂肪幹細胞療法を希望される方は、わたしのようにまずは培養上清で効果があるか確認してから実施することをお勧めします。

では、実際にわたしが培養上清の治療を受けて、一体どのような効果があったか――。ここで、振り返ってみましょう。

第一は、眼精疲労の改善です。なにせ毎日、何時間もパソコン画面とにらめっこしてますから、これが一番助かります。

第二は、執筆意欲の活性化です。わたしは、「毎日新聞医療プレミア」に連載記事を書いていますが、初回治療後に書いた記事「百寿者に学ぶ　バランス健康術！　医師が、69歳のプーチン大統領を見て感じること」は、その月のアクセス数がトップになりました。その後数カ月間、わたしのペン先は絶好調で、ロシアやプーチン大統領と闘いました。

第三は、少し尾籠な話で恐縮ですが、尿道括約筋のしまり具合が良くなったことです。排尿後のキレが格段に良くなりました。結構、助かっています。

第四は、ゴルフの腕が上達しました！　と言いたいところですが、これはまだ実現していません。ただし、良い効果も出ています。年齢のせいか、最近、ドライバーの飛距離が180ヤードまで落ち気味だったのですが、これが復活！　当たると230ヤードまで行きます。ただ、スコア改善にはまったくつながっていませんので、これは今後に乞うご期待。

さて、わたしが脂肪幹細胞療法を受けるには、まだいくつか段階があります。2章でお伝えしたように、はじめに自分のお腹から脂肪幹細胞を採取すること、そして、集めた幹細胞を5～6週間培養して増やすこと。それから、自身の体に戻すという手順を踏まねばなりません。

問題は、体験談を書くには、執筆作業のほうが早く進みすぎたことにあります。幹細胞治療を受ける前に、すでに「おわりに」まで来てしまいました。

本書の中でも書いた通り、健やかに歳を重ねる「正常な老化」は人間が生きている以上、避けられないものです。しかし、ストレスや悪習慣によって病的に進んだ老化に対抗する「アンチ病的エイジング」は誰しもが望むものではないでしょうか。

この本が世に出ることによって、皆さまのそうした希望に少しでもお役に立てることを願い、楽しみにしております。

実は、かく言うわたしが一番、これから始まる幹細胞治療の実体験に、今からワクワク、どきどきしているのです。

■ **ナチュラルハーモニークリニック表参道**

〒 150-0001
東京都渋谷区神宮前 6-25-14
JRE 神宮前メディアスクエアビル５階
https://natucli.com/
電話　0800-800-4977

米井嘉一（よねい・よしかず）
同志社大学生命医科学部・アンチエイジングリサーチセンター教授。
1958年東京生まれ。慶応義塾大学医学部卒業、同大学大学院医学研究科内科学専攻博士課程修了後、米カリフォルニア大学ロサンゼルス校留学。89年に帰国し、日本鋼管病院（川崎市）内科、人間ドック脳ドック室部長などを歴任。2005年、日本初の抗加齢医学の研究講座、同志社大学アンチエイジングリサーチセンター教授に就任。08年から同大学大学院生命医科学研究科教授を兼任。日本抗加齢医学会理事。医師として患者さんに「歳ですから仕方がないですね」という言葉を口にしたくない、という思いから、老化のメカニズムとその診断・治療法の研究を始める。現在は抗加齢医学研究の第一人者として、研究活動に従事しながら、研究成果を世界に発信している。最近の研究テーマは老化の危険因子と糖化ストレス。
著書に『最新医学が教える 最強のアンチエイジング』（日本実業出版社）、『抗加齢医学入門』（慶應義塾大学出版会）、『糖化による疾患と抗糖化食品・素材』（シーエムシー出版）、『48歳からも成長ホルモンできれいになる』（インプレス）『「糖質ダウン」で、あなたは一生病気にならない』（日本文芸社）、『なまけ者でも無理なく続く77の健康習慣』（SBクリエイティブ）など多数。

太田清五郎（おおた・せいごろう）
1963年7月生まれ。中央大学法学部卒業。1988年、松下政経塾に9期生として入塾。1990年、(株)アンダーセンコンサルティング(現、(株)アクセンチュア)、1995年、プラウドフットジャパン(株)入社。
その間、IT戦略をはじめ再生ファンド直轄の全社的収益改善、企業再生等のプロジェクトを多数手がける。1995年より、(株)フォーシスアンドカンパニーほか数社のオーナー経営に従事。1999年、マネックス証券設立に参画、社外役員に就任。その他、数社の社外役員を務める。現在は(株)フォーシス アンド カンパニーと(株)コンサバティヴホールディングスの代表取締役を務め、ナチュラルハーモニークリニック表参道を運営する。
主な著書『孫子の兵法』(解説)、『バフェット流投資術』(解説)、『仕事は楽しいかね?』(監訳)、『お金と幸せを呼び込む魔法の質問』（全てきこ書房）。

よくわかる幹細胞治療入門

2023年1月1日　初版発行

著　者　米井嘉一　太田清五郎
発行者　真船美保子
発行所　KKロングセラーズ
新宿区高田馬場4-4-18　〒169-0075
電話（03）5937-6803㈹　振替 00120-7-145737
https://kklong.co.jp/
印刷・製本　大日本印刷㈱
落丁・乱丁はお取替えいたします。※定価はカバーに表示してあります。
ISBN978-4-8454-2501-3　Printed　in Janan 2022